外科医生的

微治愈

扁 鹊 著

上海三联书店

目录

序言:深河

韩松落

有幸在扁鹊老师的书付印前,先看到电子版,只看个开头,就舍不得放下,不巧那几天频频出门,只好把它转个格式放在手机上,在乘大巴和候飞机的间隙,反复读了两遍。虽然之前在报纸和网络上,已经断断续续读到过一些,但终究没有放在一起来得畅快,何况,作为一个常存偷艺之心的写作者,我更愿意读经过作者本人整理修剪的文集,那样最方便窥见他思想的秘密。

扁鹊老师是资深医生,在网络世界里很有影响力——这样的概括,很容易让人想起另外一些活跃在微博上的专业人士,他们是医生、警察、律师、心理学家、物理学家,资历深,人面广,并没打算以写作为生,极为慷慨,抛出的都是干货,普及常识、答疑解惑、撒娇卖萌的同时,也写人写事,不过一两百字,往往生动传神。扁鹊老师的微博,名叫"快乐是一棵树",若干段落,也曾被广泛转发,这些段落,被收进这本书里,放每篇文章后面。

段落化的文字,是有副作用的,带来了解的同时,也带来误解。段落的世界,总是那么俏皮,那么清脆,那么聪明,那么懂得适可而止。而扁鹊老师的文章,要深邃许多。

他关注的不是疾病，而是"病"，发生身体、心理、医疗体系、社会生活领域的，急性或慢性的、大范围或者细部的崩溃，代偿或者失代偿，他从社会的、心理的、文化的、宗教的方方面面，去考察"病"，尤其是网络时代对"病"的影响和改写。在他看来，"互联网已经逐渐成为我们感官的延伸，视觉、听觉的拓展已经实现"，互联网影响了我们的心理状况，改写了我们的行为方式，甚至影响了疾病的传播，这是这本书取名"微治愈"的原因，一个"微"字，既表明作者的谦虚，也说明了他的所思所想和网络的瓜葛。

这种瓜葛，或许愈演愈烈，已经有科学家宣布，不久的将来，我们可以把记忆上传到网络，从而获得永生，赛博朋克小说里预言的未来，或许会在很短时期内得以实现。但当下的我们，还得拖着肉身，忍受它带来的种种不妥。（这并不意味着肉体消亡就万事大吉，即便获得永生，也一定会有新的不妥。）这是一个尴尬的时刻，正如扁鹅老师说的："我们虽然'社会'，但依旧'自然'。"所以，这"微治愈"，还是得由外科医生来实施。

但这虚实交替的时刻，病已不是那个病，医生也不能再是那个医生，必须思接万仞、神游八荒，才能应对那边界越来越模糊的"病"。扁鹅老师的许多想法，正是因此而精彩。例如，谈及整容和身体改造，他认为，人们是在用身体传递信息，这种情形之下的身体，已经成了一种特殊的媒介，可以命名为"身媒体"；医疗技术欠发达时代，医生和病人，无法解决自己面对疾病时的无力感，对珍奇药材产生了过分的依赖，并制造出种种神话，他将这种心态命名为"熊胆思维";对那些在丛林化状态下运转的小生态,他命名为"火车站生态经济"。

书里的思虑万千,让我产生一个印象:每时每刻,他都是医生。要求一个人时刻保持职业状态,是不道德的,一个医生,脱掉白大褂之后,可以以任何身份存在,可以扮演任何角色。但对某些人来说,保持职业状态,是一种生命本能。扁鹊老师的体验、阅读、思考,光是从所需的时间来考量,就不是八小时能够完成的,那几乎需要一个人用所有的时间予以配合,他一定在任何时候都是医生。从别处了解到的信息,证明了这一点,他出身医生世家,常常组队到边远地区行医,或者开设讲座。

工作和生活截然两分,无可非议,工作和生活失去界限,值得尊敬。前段时间看到了《他们在岛屿写作——文学大师系列电影》,拍的是六个台湾著名作家的生活和写作,其中,诗人周梦蝶的生活,给我最大震撼,他写也是写,不写也是写,他就是他的国,他的剑,他的熔炉,他终身锤炼,日夜重塑,最终将自己变成了自己的诗篇。

玛格丽特·尤瑟纳尔的小说《苦炼》开篇,引用了意大利思想家皮科·德拉·米兰多拉《论人的尊严》中的一段话:"我将你置于你自己的意志之手,你用它来确定自己。我将你置于世界的中央,以便让你更好地静观世间万物。我塑造的你既不属于天界,也不属于凡间,既非必死,也非永生,以便让你自己像一个好画家或者灵巧的雕塑家那样,自由地完成自己的形体。"

所有那些将自己作为材料进行熔炼者,汇成人间的深河。

1　　网络因果

郁闷微博:这个中秋节在家上了三天的微博,头晕眼花,上个中秋是在家偷菜,网络害人啊。

　　跟帖回复之一:我比你好些,打了两天的僵尸。

　　跟帖回复之二:我是一直在上淘宝——国庆节咱们三个还是找地儿去旅游吧,老泡在网上也伤身体啊。

　　三人行必有"僵尸"。

　　上海到北京的高铁行程有五个来小时,但对于儿童来说依然非常漫长。视讯网络发达的今天,却要进京去参加一个可有可无的文件传达大会,为京城会展经济做把贡献。同事带上了7岁的儿子,权当一次旅游。为了调剂行程中儿童的必然无聊,同事准备了拼图板和故事画册,但当邻座的中年男子掏出笔记本开始"大战僵尸"的时候,这些就成了垃圾。一幅现代化场景展现在眼前:高速行进的列车之中,一个儿童与素不相识的成年人围着电脑游戏大呼小叫。与我短暂的面面相觑之后,同事掏出手机开始微博自娱。

　　或许,会有似曾相识的记忆画面映入脑海:一列摇晃不已、充满汗臭的绿皮硬座车厢里,百无聊赖中的孩子与对座乘客下起了象棋,乘客在琢磨着如何让棋。家长则在一边看着书,间或考虑是否有遇上人贩子的可能。

而现在,同事唯一的顾虑就是如何保证儿子不会把在北京宝贵的两天用来"打僵尸"。对那个把他从照顾小孩中解放出来的乘客,同事毫无谢意。"这个僵尸上瘾的老宅男,可别带坏我孩子,"同事发出这条微博,但随后淹没得无影无踪。五个小时的行程中,他就没离开过微博,不停地原创或转发,high 的程度不亚于儿子。

网络成瘾几乎是与网络同时诞生的。精神病学家 Goldberg 在 1994 年最早提出了网络成瘾障碍的概念。而匹兹堡大学的教授 Young 则于 1996 年在第 104 届美国心理学学会年会上发表论文,从对病理性赌博的判断中发展出"病理性互联网使用"(PIU)的概念并详细论述,成为这一研究领域的鼻祖。Young 把 PIU 分为五种类型:网络性成瘾,指沉溺于成人网站和网络色情品;网络关系成瘾,指沉溺于在线聊天或结识网友;网络强迫行为,指以难以抗拒的冲动在网上购物、在线赌博;网络信息超载,指强迫无目的地浏览网页以搜索和查找数据或资料;计算机成瘾,指过分强迫地迷恋于电脑游戏或编写程序。

环顾四周,我发现了至少三种上述类型。正在打僵尸的小孩和老宅男是"计算机成瘾";小孩他爹——我那随时随地上微博并不停刷屏的同事则兼顾了"网络关系成瘾"和"网络信息超载"。而据我所知,同事他老婆一天到晚泡在淘宝上,天天收快递,毫无疑问,是典型的"网络强迫行为"。至于剩下的"网络性成瘾",别看着我，我不是！老宅男的嫌疑比较大。

在证实了"病理性互联网使用"的存在之后，人们随即陷入了逻辑上的困惑——当面对一个沉溺于网络的神经兮兮的网民时，我们会想：是精神障碍导致他网络成瘾，还是网络成瘾导致他精神障碍？这确实是个"鸡与蛋"的因果难题。毫无疑问，网络成瘾会影响身心健康，造成情绪低落、焦虑上升等各种精神心理问题。而近十年来的研究同时也证明，精神心理障碍是造成网络成瘾的重要原因：国外学者研究发现，具有依赖、害羞、抑郁、孤独、自尊等人格特征的人容易发生网络成瘾。可见，心理障碍与网络成瘾互为因果。由此，一幅诡异的景象似乎变得可以理解：在疯狂地操练植物以后，同事的儿子变成一蹦一跳的心理障碍"小僵尸"；那个老宅男是因为本来就是个变态的僵尸，所以才疯狂地爱上了这款游戏。

接下来，心理学家们还有更为困惑的事情：网络究竟是不是个心理魔鬼呢？在互联网最初发展的几年，关于网络对心理和精神造成负面影响的研究报道较多，而当近年来互联网交流的形式多样化以后，关于网络交流为人们带来社会心理支持作用的报道逐渐增加。人们意识到，网络与心理健康不再是简单的因果关系。就像是性的问题一样，可以有美妙可以有邪恶，总要陪伴着我们的一生。

再看看小孩和老宅男，游戏在快乐地进行，而他们不一定会变成僵尸。

【副乳】

一女生来门诊,主诉上臂近腋窝处有个皮肤小肿块。我说:这是个乳头。她一脸惊讶。我给她画了张图:人胚胎第6周起,腋窝至腹股沟连线上出现6至8对乳腺始基,胸前一对发育成乳房,其余的消失,如不消失则形成副乳,建议手术。她释然,但旋即又焦虑:医生,我以前夏天穿吊带,岂不是天天把乳头露在外面!

【捣乱】

上午诊室中先后出现过四个学龄前儿童,都不是患者。家长在就诊时一同带来的。他们太小了,没法赶到诊室外。一位妈妈主诉病史用了5分钟,其中4分钟在不停地把她儿子从我办公桌下拖出来。有两个对电脑感兴趣,抢我的鼠标、狂敲我的键盘。还有个3岁的一定要带走我的印章,好说歹说才用一卷胶布换回来。

2 与时俱进的恐惧

　　看到过一篇文章：国外某医院在患者经常接听电话一侧的大脑中，发现一个手机形状的脑瘤。尽管无法确定报道的可信度，但从此以后，我特别讨厌长时间接听手机。这辈子至今最长的两次手机通话都是老猫贡献的，最近的一次就在一周前。

　　一周前的中午，午饭后往办公室走，手里拿着手机——现在经常把手机握在手里，不是因为怕偷，而是因为太多的保健文章：手机挂在胸前，电磁波辐射可能会对心脏产生影响；挂在腰上，可能影响腹部脏器和内分泌；若是放在宽松的裤子口袋里，会威胁旁边的睾丸。看来只能拿在手里，其实有段时间我很想设计个装在鞋子上的手机套。这时，老猫打来电话：他情绪高度紧张，担心被偷拍。我立刻明白，老猫看到网上的"开车摸奶哥"了。

其实，上一次老猫打来那个同样漫长的"心理咨询"电话时，我就已经对他那由于个人嗜好造成的习惯性心理恐惧有所了解了。

前年夏天，我相当耐心地与老猫交流了一个多小时。老猫告诉我，他怀疑自己得了艾滋病。原因是，数月前他和网友去开了房，没戴套。之后出现乏力和感冒症状。我安慰说患这个病的可能性较小，结果他随即说出了艾滋病的一堆临床症状，似乎各个都与他符合。他丰富的专业知识着实令我汗颜，看来做足了功课。于是我建议他去做一次 HIV 检测。结果他说，做过了，是阴性。"艾滋病恐惧症"，我立马给他下了诊断。

我确实了解"艾滋病恐惧症"的严重性。1986 年，Vuorio 在芬兰一家医院接触到 8 例患者，他们都有一种确信自己患有艾滋病的恐惧，其中 3 例最终自杀，尽管他们的 HIV 抗体检测是阴性的。而 Hahtunen 干脆回顾性分析了芬兰某个年度内自杀的所有病例，发现竟有 2% 的人是由于担心感染 HIV 而导致了自杀。

据说，人类迄今已经证实并命名的恐惧症有五百多种，其中不乏"花生酱恐惧症"、"呕吐恐惧症"等无厘头的恐惧模式。而"艾滋病恐惧症"是一种被反复证实的、且广泛存在于我们这个时代的精神疾患：患者反复多次地接受检测和临床评估、且结果呈阴性，但却坚信自己患有艾滋病。患者内心痛苦、反复就医，他们可表现为焦虑、疑病、恐惧、强迫、抑郁症状中的一种或几种，以至于很多学者建议将该病理解为一种混合性神经症，而不是单一的恐惧症。应该讲，老猫并不是病情特别严重的那种，与我通话之后，他去看了几次心理医生、同时又做了 HIV 检测再次证实阴性，最后基本恢复正常。

而一周前的通话里,老猫又回到了那种似曾相识恐惧的中,不过这一次的恐惧主角不再是艾滋病。"我担心开房的过程被偷拍了",他顾虑重重。"你在房间发现摄像头了?""没。""你在网上看见你的视频了?""没。""有人电话勒索你?""没,什么都没,就是害怕被偷拍。"

"那你是偷拍恐惧症",我第一次很不严谨地创造了一个诊断名词。我花了一个小时,各种劝慰与教育:"你连个处级干部都不是,怕什么? 即便被偷拍放在网上,也没多少人认识你,现在社会对这个都挺宽容的,顶多就是一无名男优出演的 AV 呗";"以后还是少开房吧,咱先不说社会道德,起码你我都少点精神负担。实在要开房,选个五星酒店吧,被偷拍的可能性低一些……"

"再给你介绍个心理医生吧,"末了,我实在累了,"其实我也有恐惧,比如说,手机。"

【勤工俭学】

以前上医大的男生勤工俭学,比其他高校的学生多两条门路:当药学院的"小白鼠",或者,给遗传教研室捐精。不过,这两个活都不能做太久,伤身。声明一点,我家境还过得去,没勤过工……

【医生的建议】

门诊,一个女病人问:"医生,手术以后过多久,就可以抽烟拼酒啊?"我说:"永远都不可以。没有医生会同意……""医生,医生,工作应酬嘛,你就建议一下呀。""你就是拿枪指我脑袋,也不会建议你抽烟拼酒……"

3　职场新人的微漂流

郁闷微博：悄悄关注了我儿子的班主任，昨天她竟然在微博上晒我儿子的不及格作文，心里说不出的滋味。

跟帖回复之一：太没师德了。

跟帖回复之二：应该是个年轻老师吧，有经验的老师不会做这样的事情。

踏进职场的那一刻，你从前乘坐的船就沉了，不得不开始漂流。

境遇的转换来得如此之快，像极了《少年派的奇幻漂流》中那场摧毁轮船的风暴。同事关系、客户关系中的巨浪那么骇人，接二连三拍打着你。必须与你过去享受的来自家人和老师的情感照顾道别了。好好地道别？怎么可能？你总不能花一辈子去道别吧。

在职场的滔天巨浪之中，你游泳、你呛水，要存活下来，总要先抓住根救命稻草、一个可以安顿你的平台。李安导演很务实地给少年派安排了一条还算比较现代化的救生艇，而不是一根木头。我们也没必要从极其原始的经验谈如何自救，如果有先进一点的手段，干吗不用呢？这年头，能安放你的平台就是微博。

很多童鞋会跳出来叫：微博是我自己的私人空间！他们还不亦乐乎地忙着贴标签，"个人言论，与供职单位无关"，或"这是我自己碎碎念的地方"。殊不知，微博的根本性质就是社会化媒体，想让自己的言论在微博隐藏？不可能。我们是社会人，总要与这个世界发生联系。连少年派的救生艇，都跳上了鬣狗、斑马和猩猩，不管友善与否，总要考虑如何与它们打交道的问题。

睿智的观众们最终都看出来，电影中老虎就是少年派自己。但老虎究竟是他的什么？有人说是欲望或兽性，有人说是无理性本我。我还是愿意更务实一些：老虎是少年派的情绪。在汪洋大海上，让少年派生存下来的关键，不单单是救生艇，还有他对自我情绪的成功控制。而在暗潮涌动的现代职场中，社会化媒体的平台之上，人们的求生秘笈则是在"情绪工作"中的表现，换句话说，职业中的情绪管理关乎你能不能吃得上饭、能不能吃得香。

现在，如果在单位受了客户或是同事的气，很多人的做法是：用微博扎这个小人。在资深的职场人士看来，这种做法显然很不可取。不管是被客户看到，还是被上司看到，都会倒霉。

三十年前，Hochschild 提出情绪工作的概念，主张情绪也是工作任务的一部分：工作者在组织的规范下以及薪资的报偿制度下，必须在公共场合控制自己的情绪，以创造出一种适合于组织所要求的工作气氛，也就是说，情绪工作意味着个人为了工作要求而必须制造或压抑自身的情绪。她用三个简单的问题来阐述这一概念："我真正的感受为何"（what I really feel）；"我应该如何感受（what I should feel）"；"我尝试如何感受（what I try to feel）"。人们恍然大悟,原来情绪可以商品化,情绪表达不再是私人的一部分,而是可以贩卖的商品,可以被出售以换取工资,具有交换价值。之后,心理学家和管理学者们纷纷投入情绪工作的研究中。

熟悉老虎、适应老虎、调教老虎,大银幕上的少年派为了与虎共存,费尽心机。同样,工作情绪的管理也不容易,但这事儿与饭碗密切相关,所以很需要下工夫在谋略方面进行钻研。近二十年来,研究者们在工作情绪的管理策略方面形成了较为一致的观点,即四种不同层面的策略。

表面扮演策略。工作中尽量调控表情及行为,以表现组织所要求的情绪,但其内心的感受并不发生改变。说白了,就是做表面文章。大家都哭,你有权利不哭,而且你还想笑。可是只有哭才能讨客户的欢心时,于是你肯定会装哭。表面扮演往往是维持生存的最基本手段,少年派在强大的老虎面前,一开始也只能装作顺从。在微博上嘛,尽量不要咒骂你的客户和上司,不然饭碗会很成问题。

主动深度表演策略。当员工的内心感受与组织的表现规则不一致时,他通过积极思考、想象和记忆等内部心理过程,激起或者压抑某种情绪,使表现出来的情感和内心的情感一致。老虎在深夜望着浩瀚大海,少年派看着老虎,此时的他开始感受到老虎的孤独。你很讨厌客户的微博,没关系,千万别拉黑,多看看,看的时间长了,自然会发现他的亮点,就有了共同语言。

被动的深度表演策略。员工内心感受的情绪与组织的表现规则恰好一致时,就将能够在工作中自发地、真诚地表现出组织期望的情绪,员工需要表现的情感是他们内心所经历的情感。暴风雨后,少年派和老虎都奄奄一息,派抚摸着老虎,两颗心如此之近。当发现微博上有人诋毁你们的产品,你怒不可遏,和老板一起冲上去与对方骂战,不管输赢如何,老板肯定会更信任你。

蓄意不同步策略。这种策略要求员工既要表现出适度的情绪,又要保持内心的中性感受。员工满足了组织表现规则要求、表现出了适当行为,但是员工的内心情绪感受却保持独立。学者Harris称之为最大化理性行为,可以看出这种策略很牛。少年派漂到了食人岛,那里舒适安逸,但他还是从花朵中的人齿判断出了隐藏的危险。你们公司的牛奶或白酒销售量不错,但你知道那玩意儿真不宜多喝。现实中你依然做着自己的工作吆喝赚钱,但从不在微博上向亲友们推荐公司的产品。

所以啊,在职场江湖里微漂流的时间久了,你就知道,萌是可以用来卖的。

【医院禁烟】

只要看到在医院里有抽烟的,都毫不犹豫地上前制止,但今天却迟疑了一下。一个患者家属坐在楼梯上抽烟,我走近后,发现他在边哭边抽,就迟疑了。随后,他看到了我,我说不出什么,只是手势示意了一下,他主动灭了烟。医院里从不缺少悲伤,怎么办?

【白胡子】

昨天值了一夜班,没刮胡子。下午专家门诊,一病人对另一病人说:这医生有经验的,不但有白头发还有白胡子。我诊毕,立马找镜子,果然!!!现仍在泪奔中!!!

【怪谁】

上眼睑肿了。躺床上看微博,睡着了,手机砸在眼睛上。我该告新浪还是告诺基亚?

4   微夫妻幸福吗?

　　让我们来想象一下:十几万年前的初冬时节,一对原始人夫妻守在山洞里,饥肠辘辘、瑟瑟发抖。此时,如果有个八竿子打不着的人冲进来问:"你们幸福吗?"你说会怎么样?一准儿被那对夫妻吃得骨头都不剩。

　　并不是所有时候,提问关于幸福的问题都有意义;也并不是所有的人都有资格问这个问题。

　　1973、1974 和 1975 连续三年,芝加哥大学全国民意研究中心在学者格林的带领下,开展了一项严肃的综合社会抽样调查。他们向被调查者提问:"假如把所有的事情都考虑在内,您会怎么描述你的婚姻:很幸福,比较幸福,还是不很幸福?"通过这项调查中收集到的资料,格林建立了他的"婚姻幸福感多元分析模型",初步筛选了近十项影响婚姻质量的因素：丈夫的职业名望、家庭收入、夫妻各自的受教育年数、年龄和初婚年龄、参加教会活动的频数、不同年龄组的在家孩子数，以及妻子的户外就业状况等等。

这是世界上第一个研究婚姻关系影响因素的综合模型。此前，学者们一直坚持人格理论的观点，认为夫妻双方的人格特质决定了婚姻是否幸福。在最近的五十年中，相关研究一直在持续，出现了各种各样的理论，在如何评估和干预婚姻质量方面，学者们依旧吵得不可开交。而在学者们争吵的同时，这个飞速旋转着的世界又抛出了更多关于婚姻质量的难题。

比如说：两口子都上微博，会对婚姻造成怎样的影响？

一般的规律，解释新问题，最好还是先找个靠谱一点的老理论。在这一领域影响力最大的，莫过于刘易斯在1979年提出的婚姻质量"三段论"。刘易斯列出了74个分别反映婚姻状况、夫妻社会经济特征，以及配偶之间人际关系特点的第一段决定因素，然后再根据这些因素之间内在的属性和关联，把它们归纳成13个第二段的决定因素，最后再把这13个因素进一步复合为3个第三段的决定因素，来观察和估计它们对婚姻质量的个别影响和总体解释力。虽然"三段论"存在着这样那样的缺陷，但用来分析一下现今微博时代的婚姻，完全可以胜任。"三段论"婚姻质量模型所复合的3个直接影响因素分别是"当事人的社会及个人资源"、"对生活方式的满意度"，以及"来自夫妻互动中的收获"。"当事人的社会与个人资源"反映在微博上，那就再明确不过：粉丝数量啊、粉丝中有没有大V啊、微博的转发量啊。想想看，你的先生有几万个粉丝(当然不包括六块钱一千个的僵尸粉),然后每天一上微博先给几个大V打招呼,他的粉丝不时来你微博上逛逛,一口一个嫂子地叫,倍儿有面子。绝对是婚姻质量的正能量。

"对生活方式的满意度"对婚姻质量来说也是极其重要,但这个就需要点情商,精髓就在"满意度"三个字。近十几年,学者们对婚姻中的"情感传递"研究得比较多,婚姻生活中情感传递是对等的,丈夫的压力或情感状态可以影响妻子的压力或情感状态,反之亦然。所以,你在微博上抱怨上班累、工资少,你的老婆看了心里也不好受。偶尔抱怨一两次嘛,她还能在微博上帮你一起骂骂你老板啥的。要是你天天抱怨,她就开始只骂你了。

"夫妻互动中的收获",这是婚姻沟通的最高境界了。首先在微博上要彼此尊重,家丑不外扬,在微博上拌嘴傻得要死,稍不留神就红遍神州,那两个离了婚还微博对骂的就是很好的例子。再就是,一定要学会"晒幸福",红烧肉神马的,一定要晒。最最关键的,就是"互动"两个字。微博上早请示晚汇报;看到搞笑微博就艾特老婆一下;老婆秀了新装什么的,一定要反复转发。你要是说,我精力旺盛,也想多和其他人互动,那还是私信吧。不解释。

我们比祖先牛,有微博。但如果驾驭不好,肯定会被搞得还不如祖先恩爱幸福。

【"冷血"医生】

在门诊,医师能看到各类不同性格的病人。有人很急,有人很粘,有人很哆,还有人因为这样那样的原因脾气不好,这就是世界的多样性。性格是基本人权,必须公正地对待每一个病人。医师要保持平和的心态,不以病人怒、不以病人喜,也不建议以病人悲。医师在诊疗过程中过份掺杂个人情感,会导致判断失误。

【巧克力】

讲个俺老爸的故事。当年俺选择学医就是因为老爸也是医生。他那大学时代才叫作孽。上妇产科课程,老师讲到"巧克力囊肿"这么形象的东东,他就是想象不出是啥样子的,因为他压根就没见过巧克力!老师更扯,下课释疑时,跟俺老爸说:巧克力就是美国的酱油。

5 微博时代的穿越与健康

穿越会带来什么？很可能是死亡。

穿越到另一个时代，没多少人能觉察到其中的健康风险。从文艺角度出发，人的跨时代穿越无非是两种情况：单纯的灵魂穿越，以及灵魂和肉体的共同穿越。肉体穿越的问题似乎相对简单一些。到达陌生的地方很可能会"水土不服"。而跨时代的肉体穿越，则会遭遇更为严重的情况——菌群失调。你的身体无论如何也没法适应另一个遥远朝代的细菌，随着你的肉体一同穿越的微生物，很可能会造成另一个时代传染病大爆发：你不单是个可怜的受害者，还可能是一个邪恶杀手。

我更愿意谈谈精神层面的问题。

单纯的灵魂穿越时代之后，会出现什么呢？严重的心理问题。

试想,你进入到一个完全陌生的文化氛围中,仅是在生活经验完全被颠覆这一点上,你就很可能产生严重的心理障碍。不相信吗?其实这种情况已经被社会学家和心理学家们反复论证过了,我们称之为"文化震荡"。

"文化震荡"的概念是人类学家 Oberg 在 1960 年提出的——"文化震荡是由于失去我们所有熟悉的社会交流符号和信号所引起的一种心理反应"。它包括:适应新文化产生的紧张;有关朋友、地位、职业和财产的剥夺带来的丧失感;拒绝新文化的成员或被拒绝;在角色期望、价值观、情感和自我认定的混淆;在意识到文化差异后惊讶、焦虑,甚至厌恶和愤怒;不能应对环境的无力感。目前的观点认为,文化震荡体现了文化变迁对人的社会心理和社会行为毋庸置疑的影响。

学者们把一切社会文化现象突发的、持续的变迁,定义为"社会文化变迁"。而处在文化巨变的微博时代的我们,恰恰就在经历这样一场灵魂穿越。

《第三次浪潮》的作者托夫勒在几十年前预言:"未来的震荡是一种时间现象,它是社会变动急剧加速的产物。面对文化震荡,人们会因在一个极短的时间里承受过多的变化之后感到压力重重,晕头转向。"托夫勒的预言成为现实——急剧的文化变革留给人们思考和适应的"缓冲期"越来越短,人们经受的应激压力也随之增加,不少人都"压力重重,晕头转向",文化变革对健康尤其是心理健康造成的负面影响逐渐显现。

改变了的生活条件向现代人提出了适应挑战,物质文化的加速发展造成的整个文化结构性失调是当代人心理困惑的原因所在。

不过,关于如何应对文化震荡带来的心理健康问题,现在似乎没有特殊的有效途径,心理学家还是泛泛地重复已有的心理干预措施。然而,我们对文化震荡的讨论依然有所意义,至少,能帮助我们更为深入地理解在这个秋天里"文化问题"变得时髦的原因。

穿越确实不如你想象中那么好玩,它很有可能是一种艰难的心路历程。

【微小说之一】

某女渴望能穿越到唐朝。她拼命赚钱,终于可以支付穿越半年的来回费用了。岂料,只待了一个月就主动回来了。她痛哭流涕:"可以听不懂唐中文,可以没有空调,可以没有电蚊香,可以没有卫生巾,可以每天早睡早起,可以一个月洗一次澡,但是,怎么可以没有厕纸?! 天天用竹片……"

【微小说之二】

101岁的老韩抽中2091年度穿越大奖,能免费体验G公司的穿越机。2011年12月1日,是老韩指定的要穿越到达的日子。80年前那一天,李老太倒在小韩的车尾,小韩将老太扶起,引发了"好心帮人反被诬"的网络事件。之后,李老太上吊死了。老韩终于回到困扰他80年的现场,他看见:轿车屁股蹭倒了老太。

【微小说之三】

下载个游戏《死亡穿越》。游戏要求输入职业。我写"医生",刹那间,身处安静的诊室,对面站个病人。还没反应过来,一刀捅进我心口:"叫你治不好病!"顿时,我就变成了那病人,站在教室里,原来是个老师,而对面的家长又是一刀捅来。之后,变成城管、小贩、记者——不停穿越,怎么也止不住。

6   爱疯喝酒季

郁闷微博:年底好焦虑啊,一想到要去陪客户喝酒就伤神。我一喝酒,脸就红得像猪肝,还老想吐。

跟帖回复之一:好像脸红说明酒精挥发快吧,多喝点没事的。

跟帖回复之二:别扯了,报纸上讲喝酒脸红说明肝脏不能很好地代谢酒精,绝对要少喝!

因为农历的春节落在了公历的元月里,古老与现代的碰撞、阴阳的交汇,让这个喝酒季显得匆忙、拥挤、热闹非凡。

在这个喝酒季里,已经上演的若干酒局会给人一种周期轮回般的模糊感觉:如同年轮一样外延膨胀的,是逐渐增加的酒量和腰身;而轮回不变的几乎是酒局的全部表征——各种拼酒、脸红、呕吐、过敏,以及不时伴发的两性私情事件和心血管意外事件。

年年岁岁似曾相识的酒局,让善于思考的人们在间隙的清醒之时困惑不已:在喝酒这件事情上,人类有所进化吗?

答案应该是肯定的。

近二十年来,心理学最大进展之一便是"进化心理学"的发展。进化心理学的理论范式旨在分析,在自然选择的过程中,不断进化的心理机制是如何指导社会行为的,从而提供了一系列对于人类行为的新观点。参考目前进化心理学已有的一些研究结论,我们可以对酒局中各种表征的形成原因有个进化角度的新认识。

进化心理学认为,人利用社会注意保持潜力来维持其占有资源保持潜力,人们彼此竞争,以引起群体中其他人的注意并重视自己的价值。由此可见,酒局以及酒局中的拼酒似乎不可避免:参加酒局是为了拥有保持社会注意的机会,而拼酒则是出于"搏出位"的目的。

如果酒局中出现异性的话,事情就更加复杂。男性对女性有着侵犯性的心理干扰策略——往往主动邀酒;女性则保持着延迟策略——就是不喝或者提出各种超标准条件。而男性与男性间的拼酒也因为异性的在场,容易发生性质的改变:攻击、甚至战争的出现。拼酒输赢变成类似决斗的情形,胜利者体会到权力快感。而此种争斗又涉及各种具体技巧:进化心理学认为主动攻击是防止被攻击的有效方式,所以酒桌上的主动出击并不总是意味着愚蠢。

进化心理学对酒局的一系列重要的结果性表征——呕吐、过敏——也可以作出解释。忠于进化心理学的学者们对于个体生存的研究显示,恶心、呕吐、过敏等都是进化设计的反应,防止人体摄入过多有害的东西,并可以使人体将毒物尽快排出来。酒精性脸红,更是一个自然选择的证明:这个曾经并且仍在酒桌上被以讹传讹为"海量证明"的生理现象,其实是一种对酒精中毒的自我防卫机制。很多亚洲人肝脏中处理酒精的酶发生了基因突变,导致酒精的代谢产物乙醛在体内快速积累,从而引起面部毛细血管膨胀、脸变红,同时还有一些不适的症状如恶心、头痛等。研究结果显示,这一突变现象与数万年前中国水稻驯化的考古地之间有较强的地理相关性。学者们认为,这一基因突变可以保护古代农民免受过量饮酒的潜在致命危害。

不过,除了那么多熟悉的酒局表征,其实今年的喝酒季还是有着与往年的不同之处:“爱疯”手机的大肆入侵。拍照、刷屏,对酒菜和人物的全方位现场微博直播,成为当前酒局的重要组成部分。

手机冲浪、微博直播,这些科技文化领域的巨大冲击究竟会给我们年复一年的喝酒季带来怎样的变化?结果很难预测。本来文化分析就是进化心理学的软肋,更何况是这些新鲜的事物。

或许,微博在社会注意方面带来的满足感,能大大减少人们对酒局及拼酒的需求;而对酒局现场的微博直播,亦可能通过加强自我约束和社会实时干预的作用,让“酒局困兽”们收敛不少。当然,这些,只是我——一个一直反对过量饮酒、而又无法以身作则地抵制酒局的医生,在“爱疯时代”的一点美好愿望。

【赶场喝酒易醉的原因】

1.换地方要重新喝,酒的绝对摄入量增加;2.不同酒局的酒杯大小不同,不宜计算总量,且易遗忘,难以进行总量控制;3.不同酒局的酒不同,混酒易醉;4.赶场忙于喝酒,而吃菜太少;5.第二场的酒常常已被倒入公杯,搞不清度数;6.赶场迟到,要罚酒。

【酒伤身】

现在看到请束就头大。男人啊,面子打败健康。俺去吃自己医院急诊科的年夜饭,结果就给灌到急诊室去吊水了……那帮家伙在宴会现场表演小品,带了个轮椅车当道具,宴会结束就直接推着俺去急诊了……我发誓,以后在宴会现场只要看到轮椅,坚决走人!

7   民粹免疫学

郁闷微博:我女儿被邻家的小狗咬伤了手指,要打好几次防狂犬病的针,晕啊,有必要吗?

跟帖回复之一:好像微博上有人说现在的狂犬疫苗都是在滥用。

跟帖回复之二:确实有必要打,别存侥幸心理啊,我女友在传染病房做护士,她说狂犬病人真的很惨。

已经被宣布死亡的病人再次复活的时候,是医生最耻辱的时刻。而已经被宣布消灭的传染病再次出现的时候,更多的是恐慌。

2011 年 8 月,在巴基斯坦和阿富汗绕来绕去的小儿麻痹症病毒(脊髓灰质炎野病毒)终于传入了宣称已经消灭了该病的中国。

其实,虽然恐慌,但我们比 20 世纪的人们已经幸运许多。九十年前的 1921 年 8 月,当 39 岁的罗斯福从度假地坎波贝洛岛冰冷的海水游出来以后,假期成为一场噩梦:高烧、疼痛、麻木以及随之而来的终生残疾,使这位日后的美国总统成为最著名的脊髓灰质炎病例。

六十年前的 1951 年,索尔克完成了一项极其辛苦的工作:在17500 只猴子身上进行了脊髓灰质炎试验,每只猴子身上花费了

30 美元。他开始琢磨研制疫苗并在人群中进行大规模试验的事情。最终，超过 100 万的 6 到 9 岁儿童参与了试验。1955 年 4 月 12 日，当官方正式宣布索尔克的脊髓灰质炎疫苗安全、有效时，满街的汽车都鸣起了庆祝喇叭。

若是在今日，索尔克那无比烧钱而又充满各种伦理学弱点的大规模试验，肯定会在实施前，淹死在民粹主义者的微博巨浪中。

2011 年 8 月，民粹主义者们发动了针对狂犬疫苗的新一轮暴风骤雨式的攻击，指责防疫机构夸大狂犬病威胁、靠疫苗牟利。进入 9 月，对疫苗的攻击升级，这次的靶子是麻疹疫苗，而罪名已经从经济层面跃升到政治层面，被指为"追求政治噱头"，媒体甚至从亿万计的接种儿童中找出几个不良反应事件，以证明疫苗的"危险性"。

缺乏大样本量统计学数据的"惊悚"报道，让研究疫苗的免疫学家们很不屑。

从人工种牛痘开启疫苗历史的那一刻，免疫学也翻开了第一页。免疫是动物的生理功能，依靠这种功能识别"自己"和"非己"成分，从而破坏和排斥进入动物体的抗原物质、或动物体本身所产生的损伤细胞和肿瘤细胞等，以维持健康。

含一粒奶香糖丸后微笑，或在胳膊挨一针后哇哇大哭，已是人类社会进步的重要标志。每种疫苗的研制及接种都是一个浩瀚的工程，所体现的则是超越种族的关爱和追寻健康的智慧。

但是现在，民粹的他们，居然毫不专业地开始攻击疫苗。

不可否认，任何浩瀚的工程和巨大的经济利益都会诱发不规范的操作。但民粹者的夸大其辞让很多人开始对遭狗咬后注射狂犬疫苗表示怀疑，开始将麻疹疫苗视为他国制造的毒药。

民粹主义的巨大破坏力，早就让很多人厌恶。三年前，有学者将民粹主义比作"病毒性精神流感"，引发口水大战。这种比喻确实不妥，它全盘否认了民粹。其实客观一点说，民粹主义看上去更像是某些特殊的免疫反应。

异常的、过高的免疫反应被称为"超敏反应"。其机理就是，生物体与"可能有害的"物质曾经遭遇过，产生了"不良记忆"，如若与其再次"相遇"，可导致机体严重"反弹"、造成生理功能紊乱和组织损害的免疫病理反应，又称变态反应，比如说各种过敏、血型不符的输血反应等等。更为麻烦的情况是，机体有时因自身稳定作用被破坏而出现针对自身组织成分的免疫破坏，称为自身变态反应，也就是"逮谁打谁、敌我不分"，严重的就造成"自身免疫性疾病"，比如重症肌无力、类风湿性关节炎。

若从免疫学层面比较，疫苗比民粹的档次高很多。疫苗是定向导弹，定位准确。而民粹则简直就是低端的霰弹枪，每每开火都要击中众多无辜的目标；有时甚至鼓励"激情犯罪"：打砸医院者、砍杀幼童者，以及立场不明、为罪者辩护的媒体均属典型病例。经过了传统技术、基因重组技术的疫苗技术将进入新的时期——DNA疫苗时代，科学家们希望把免疫遗传基因组合进人体，但是几个关键问题尚未解决：如何避免可能引起的癌变，以及如何避免产生自身免疫。

不企望民粹者们如科学家般严谨，只企望进入微博时代的民粹主义也能从原始本能的层面稍许提升,如同他们对疫苗的要求一样,准确地服务大众,降低社会成本、降低"不良反应率"。

微语录

【世界观】

不知道这个世界上还有什么脊椎动物像人类一样,群体中超过 50% 的成员不会游泳。小时候我以为鸡不会游泳。小学二年级,我和几个同学恶作剧,把一只母鸡赶到了学校旁边的京杭运河里去,想淹死它。当看到母鸡悠哉悠哉地游到对岸那一刻,我整个世界观都改变了……

【奶油蛋糕】

三年级时,我们那里的百货商店才出现奶油蛋糕,之前我根本就没见过蛋糕。我记得很清楚,奶油蛋糕是三毛二分钱。我攒了 N 久的钱,终于有一天凑齐了。当我把一堆硬币摆在柜台上的时候,才知道除了三毛二分钱,还另外需要粮票!!! 当时我就傻眼了。好心的营业员看我快哭了,帮我垫付了粮票。

8　来去皆自然

郁闷微博:预产期还有一个月,好纠结啊,到底是自己生还是剖腹产啊。我怕痛,想剖的,可是又怕留疤啊。

跟帖回复之一:还是剖吧,可以自己定时辰的。肚子上的疤可以整形呀。自己生,也还是得找整形医生,做紧缩呀,嘻嘻。

跟帖回复之二:你们两个家伙太自私。我在上孕妇班,医师说剖宫产对小孩智力发育有影响的,我要自己生。

"辣妹要剖第四胎了",手术室的餐厅里,电视新闻如是说。此时,我的对面坐着妇产科的同事,她刚为一个熟人做好剖腹产,也过来吃午饭。"剖第四次,这手术够有难度的,她剖上瘾了。"我说。她喝着汤,斜着眼睛瞅电视:"自然分娩还是最佳选择,剖腹产对胎儿和孕妇都不是太好。""这我知道,但是辣妹看上去还蛮好,人家也没遇上术后出血、切口感染、子宫内膜炎、尿道感染、盆腔粘连啥的……"我抬杠。她扭头盯着我:"辣妹遇上这些事干嘛要告诉你?!"

剖腹产术的"诞生"是为解决难产,史学家们倾向于认为剖腹产术出现在古罗马。恺撒制定过法令:为了取出婴儿,一切怀孕妇女将要死亡时,都应该被剖腹。剖腹产术在中世纪的名声依旧很差,等同于"杀鸡取卵",在相当长的一段历史内被助产士们称为"蓄意谋杀"。产钳的发明是解决难产问题的一个重要突破,但这也是医学史上的著名丑闻。男性助产士钱伯伦家族在17世纪发明了产钳,但他们严格地保守这项"技术机密"并因此暴富:他们在接生中把孕妇的眼睛蒙上,不准他人围观,甚至还要敲木棒和摇铃以掩盖金属产钳的撞击声。直到1730年左右,产钳才成为人类的共有财产。

从19世纪下半叶开始,剖腹产术终于渐渐成熟起来。但一百年前的妇产科泰斗们无论如何也想象不到,21世纪初会有近一半的中国孕妇将采取这一非自然方式分娩(剖宫产率高达46.2%)。

瓜熟蒂落。虽然至今人类对分娩启动机制尚不清楚,不过普遍认为,这是母体与胎儿生理信息互动的抉择,但越来越多的剖腹产则人为地剥夺了胎儿的"话语权"。不知道女权主义者怎样看待剖腹产,目前可以肯定的是,剖腹产不仅对孕妇有很多不利,对孩子亦带来诸多不良可能:湿肺、哮喘、统合失调症、小儿多动症等等。

剖腹产居高不下的原因五花八门:孕妇害怕疼痛、担心影响性生活、为出生挑吉时、医生害怕顺产风险等等。仔细辨别一下,这些贴满社会学标签的剖腹产"指征"充斥着自私。我们与那个贪婪的钱伯伦家族无异,为一己私利而放弃普世价值。

其实,来和去的问题,总是结伴出现。当下的人们正在失去的,不单单是出生的"自然"。何时逝去,也已经越发地不再是自然的决定。卫生部在2009年修订了脑死亡的判定标准,但是,在如何公平地判定死亡、维护人类生命的意义和自我价值的尊严方面，我们还有很长的路要走。

"……当代最伟大的思想家停止思想了。让他一个人留在房里还不到两分钟，当我们进去的时候，便发现他在安乐椅上安静地睡着了——但已经永远地睡着了。"马克思以这样耳熟能详的方式离去，平静而自然。现世的各家医院里，呼吸机仪式性地维持已经停止思想的肉体，生命"被"延长，且占用着可怜的卫生资源并衍生着各类利益。不应该反思吗？每一个人，也包括每一个"马克思主义战士。"

来去皆自然。然而，越来越难。

【兔子】

当年伙食不好，大家很馋。每次做完动物实验，兄弟们总要带几只兔子去大排档喝酒（送一半给老板，能免费加工另一半）。他们每次邀我，我都不去，总感觉那些兔子有问题，通常本科生做实验的兔子都是"二手"的。后来终于证实，那些兔子之前被药学院用来实验绝育药。兄弟们悲愤的眼神至，今难忘。

【发廊】

刚才理发时，想起1995年国庆。当时有女生约我，激动啊，就打算先理个发。但国营理发店都放假。心急啊，看到一间发廊，就像看到救星。里面俩女的问了三遍，我都肯定地说只理发。她们翻箱倒柜地找出了把推子，一起商量着给我理。两小时后，当我出现在女生面前，她愣了半晌，冒出句：你的头给狗啃过了？

9 被噬的苹果

（本文发表于苹果前 CEO 乔布斯逝世前）

> 郁闷微博：我女友的叔叔查出胰腺肿瘤啊，明天我俩要陪着他去医院。他暴有钱，真可惜，胰腺的肿瘤有办法治吗？
>
> 跟帖回复之一：别告诉我你女朋友是乔布斯的侄女啊，据说老乔就是这病啊！
>
> 跟帖回复之二：胰腺癌据说很恐怖的哎，一发现就是晚期，根本没法治。
>
> 跟帖回复之三：我肚子经常不舒服，看了你们的发言更不舒服，我不会得胰腺肿瘤了吧，要不要去医院检查啊？

情人节送"四袋苹果"（iPhone 4）是件很有面子的事情。毫无疑问，"苹果"已经成了这一时期的数码领袖。数码领袖的一切都吸引眼球，特别是掌门人的健康状况。地球人都知道，乔布斯生了病，还很重。这种"病重"的情况已经持续了很多年，其间乔布斯更是数次"被逝世"，让很多苹果股票持有者的资产与情绪大坐过山车。

公开判断一个人生命的所剩时日，是件很不礼貌的事情。如果再加上愿望的成分，那就彻彻底底地超越了这个社会所能容忍的道德底线。2011 年初"下班再死"的"冷血微博"事件是一个很好的例子：有违伦理的个人想法，一定让它烂在肚子里，不要说出来。个人微博不是你的肚子，它是你在一个真实的虚拟社会里的全权代表。你在微博胡说八道,就会遭受来自全社会的"外科手术式打击"。(该词汇出自 1986 年美国第一次袭击利比亚时,看来美国已经成为卡扎菲的终身"私人外科医生"。)

话题转回来。我们不谈论死亡,但可以专业一点地讨论疾病。很多媒体以胰腺癌为题,做了大量乔布斯的相关报道,当然,也做了大量恐吓式的保健宣传。而后又有媒体澄清,乔布斯所患的并非胰腺癌,而是恶性的胰岛细胞瘤。与多位胰腺病专家和移植专家对其已公布的病程和诊疗方式进行探讨后,我们确实倾向于"胰岛细胞瘤"的结论。造成人们对乔布斯病情认识混乱的原因,主要有两点。第一,"苹果"本身的宣传与公关策略需要。模糊的病情表述,有利于维护大人物的尊严和股价的稳定。第二,就是胰腺相关疾病确实很复杂,胰岛细胞瘤本身就有良恶性之分、又包括了数种类型,普通老百姓包括记者们很难搞清楚。

胰腺的疾病,特别是肿瘤,很容易成为疑难杂症,这与胰腺的解剖位置和生理功能有关。胰腺位置很深,不易检查。以胰腺癌为例,之所以说它难以治疗,就是因为发现的都比较晚,一旦黄疸等特定症状出现,已是晚期。其实早期胰腺癌的手术治疗效果还是相当不错的,而且早期发现也并非不可能:有突发糖尿病、慢性胰腺炎,四十岁以上有上腹部疼痛或腹部不适的症状等等情况,都应该注意就医检查。不过早期胰腺肿瘤仅仅依靠超声或普通 CT 难以发现,一般应进行局部薄层 CT 检查并结合抽血化验肿瘤标记物方可以确诊。这就引出一个更为普遍的问题,从发现疾病角度讲,能做的检查越细越好,但这样有浪费医疗资源和医保费用的嫌疑。怎么办？我只能说，建议您增加个人健康投入，自费去私营医院做精细的检查，全当是多吃顿烤鸭而已，不亏的。

如果患上胰腺肿瘤怎么办？治疗方法非常多，手术是首选，不过我无法告诉您一定会取得最后的胜利。但是，到目前为止，乔布斯都是一个很好的典范。他已与病魔勇敢地抗争了多年：腹部外科最大的手术他挺过来了、大器官移植他挺过来了、一定还有许许多多我们不知道的治疗他也都挺过来了。可能有人会说，他有钱。不可否认，巨大财富和高科技手段是他的生命得以延续的重要基础，但这并没有什么可以指责的地方。现代奥林匹克运动会中的参赛者，同样是在高科技和经济力量的支撑下参与比赛，比赛的重点并不是彼此竞争，而是对人类自我能力的挑战。乔布斯是一个与人类疾病斗争的参赛者，他个人生命的每一秒延长，都是我们这个时代刻在人类进程史中的世界纪录。您会问，没钱怎么办？那我说，尽力而为吧，勇敢面对很重要，每个参赛者都应该努力创造自己的最佳成绩。

如果认真观察一下，会发现，乔布斯的病程还向我们展示出人类与疾病抗争这场运动会中的另一个重要原则，那就是公平。他在肝移植前进行了合法的移植登记，加入进"排队等肝"的行列，与其他患者站在了生命竞赛的同一起跑线上；移植成功后他又推动了加利福尼亚州的器官捐献法案，为更多人赢得移植的机会。反观国内近期曝光的"强行取肾"事件，我们应当更加赞叹乔布斯的"活之有道"，他很好地解决了一个在我们看来是"疑难杂症"的移植伦理问题。

还说什么呢？像乔布斯一样，勇敢而又问心无愧地面对各种疑难杂症吧。

微语录

【惭愧】

小学一年级时，俺一直处于自卑状态，班主任总是拿志愿军英雄来教育我们。我被骂过两次：一次是课间，一个皮球朝我的头飞来，我躲了一下，球砸哭身后的女生，班主任说我比黄继光差得远；一次是语文课，后面男生往我领子里放了只蚂蚱，我一下就站起来掏，班主任罚我站，还说：想想邱少云，你不觉得惭愧吗？！

【烤白薯与看病】

桌上摆着在医院门口买的烤白薯，这是很有人文气息的食品。它的核心价值是什么？细想一下：要有在寒冷环境下的热气腾腾；要有粘粘的甜油；要有黑黑的铁桶，缺少一样都不行，缺少一样都不觉得温暖。看病也是一样，病人企望医生提供的核心价值不是一张处方，而是一个开具处方的人文过程。

10 网络时代的胃

> 郁闷微博:今天整一下午,胃都很难受啊,说不出的痛。下午的季度分析会也是捂着肚子去的。前天晚上喝得太厉害,六个人喝了五瓶红酒加三瓶白酒。
>
> 跟帖之一:只许你这领导胃疼啊?前天晚上我不也给灌了吗?吐三回。今天胃有种烧心的感觉。下午的会,我也想捂肚子! 不过看你先捂了,我就没好意思,怕别人说"东施效颦"啊。
>
> 跟帖之二:你们两个大男人喝酒胃疼活该。我们女生不喝酒,不过有时候胃也难受。我怀疑是节食搞的。做女人苦啊,身材最重要。
>
> 跟帖之三:怎么大家胃都不好啊?团购胃药吧。我胃不舒服的时候就吃两粒,懒得去医院。不过好像近来有加重的趋势啊。

互联网在急速膨胀,越来越难以定义。无神论者与各类宗教的信仰者、男女与老少、乐善好施者与各类大盗和小偷,都在使用并改变着互联网。人类社会的几乎所有公共秩序都是通过战争来确立的。而在这个毫无秩序可言的、蒙昧的网络原始时代,我们已经有幸开始目睹一些利益群体间的互联网局部战争(感觉总有一天会迎来互联网的世界大战,那场面一定比虚构中的《2012》更为刺激)。

战争偶尔能表现出正义,但一定伴随着罪恶。有一段时期,互联网评论者的嘴巴里最时髦的词莫过于"原罪"两字。我是一个无神论者,但并不妨碍我对宗教理论中的哲学思想进行探究。西方宗教里,与"原罪"理论关系最密切的,就是大家熟知的"七宗罪":傲慢、妒忌、暴怒、懒惰、贪婪、暴食及色欲。而近年来国内互联网的几乎所有重大事件中,都能看到这七个"重大恶行"的影子:打击色情网站、3Q的"焦土之战",还有就是最近作家联军发起的针对互联网首富的"斩首行动"。

说到百度文库的利益之争,作为一个旁观者,更能较为清醒地去思考和认识。批评作家们? 这种傻事我是不会去干的,解剖一下百度倒是可以。说实在话,就觉得,百度文库像是被贪婪大脑支配的一个巨大的胃,啥都吃,不管谁喂的都吃。吃完确实也长了膘,问题是,闹了严重的消化不良。末了,还是得吐出来,伤了胃,伤了身子,还伤了面子。其实,骂完别人,也要回过头来想想自己。互联网像人一样长着胃,人也像互联网一样不爱惜自己的胃。掰着手指头数数,追求财富、追求成功的道路上,落在我们胃上的各种"原罪"一样都没少过。

贪婪的食欲、暴饮暴食伤着我们的胃。生活条件好了,食品丰富了,啥都想吃。吃进去、拉出来,经过大自然之手又变成食物的那些品种,都是古人的东西,远远满足不了我们的需要。吃人造的、吃特别凉的、吃特别辣的,反正吃古人吃不着的。喝也要喝得好,葡萄酒、五粮液、马爹利混着喝。我们的胃,似乎已与古人的不同,真的么?

掺杂着傲慢的工作热情、掺杂着暴怒的工作压力、掺杂着妒忌的"修身养性"伤着我们的胃。为了那份让你引以为豪的工作,多少次的加班,多少次忽略了正常的一日三餐;工作中的竞争与压力造成的烦扰、暴躁,又让你不得不面对分泌紊乱的胃酸;而出于减肥瘦身目的的肆意节食,给你带来的是胃肠功能紊乱而不是美丽容颜。我们的胃啊,各种累。

懒惰也害了你的胃。如果说,吃瘦肉精、吃塑料面、吃地沟油都不是我们的罪;如果说,不吃饭狂喝酒都是工作需要;如果说,胃遭受的伤害都是身不由己。那么,对受伤的胃,总该有个说法吧?去趟医院检查一下总是应该的吧?你们家狗病了,你还带它去宠物医院呢!可是,你总有各种借口不去照料一下病中的胃。啥理由也别说,就是你丫懒惰!

现在,把左手放在你的中上腹,向你的胃保证:少吃辣不抽烟、少喝酒保证三餐、不舒服就上医院。李彦宏说,管不好,就不要百度文库了。我们不是首富,没有这样的气概;我们只有一个胃,切掉不要了就再也长不出来。所以,呵护它,别糟蹋。

【苏州】

九十年代大外科轮转，冬季一个晚上，总值班告诉我：监护室一病人快不行了，家属想让他死在苏州老家，你负责把他活着送到家。总值班撤下病人的呼吸机，扔给我一个皮球（人工呼吸器）和几支肾上腺素，上了一辆四面透风的救护车，还没出上海，病人就心跳骤停了。我一路做着胸外按摩，生平第一次到了苏州。

【牛人】

门诊遇上牛人：一铁片射入眼角，多年来相安无事，近日因病须做磁共振，无奈铁片碍事，于昨日拿刀片自行割开眼角，企图以磁铁吸出未果，今日来我门诊……

11 谁都醉不起

郁闷微博:感觉吃不消了,喝大过 N 多次,感觉特累啊。今天查体,尿酸高,还有中度脂肪肝。

跟帖回复之一:同感啊,兄弟。现在就是希望少喝点假酒,假酒上头厉害啊。还有,就是喝完这开车的事难办啊,以前都是自己开。你说我现在到底是开不开啊,高晓松判半年呢。

跟帖回复之二:好同情你们哦,我有一表叔也天天喝,元旦前喝得脑溢血什么的。

跟帖回复之三:你们媳妇不体贴你们啊!我是不让我老公多喝,上网帮他查到好些个躲酒妙计:喝了吐茶杯里、假装站不稳洒地上,反正很多啦。不过男人都要面子,有两次他还是喝大了,真是生气啊。

高晓松是个审时度势的达人,醉得多但醒得快。不管心里服不服,人家在法庭上和看守所里的谦卑言行还是可圈可点的。有这样道地的改造表现、早点迎接宽大处理、提前搬出号子也不是没有可能。

这个辛卯年过了不到一半,跟酒沾边的几乎都是负面新闻,且负面程度与酒或饮酒人的“含金量”成正比。卖好酒的、喝好酒的,都没少惹官司、没少挨骂。加之今年酒驾入刑的新规定,感觉这酒的名声,在兔年特别臭。

作为一个医生,从健康角度看,我只想说,谁都醉不起,不管是官员或是平民、富翁或是乞丐。

前些日子带领医疗队在云南少数民族边疆地区进行巡回医疗工作,当地的同志热情好客,几乎每天都设酒局。菜是土特产的菜,酒是自酿的酒,敬酒的是少数民族同志,哪有不喝的道理?一旦张口开喝,在热情无比的敬酒歌曲中,又有无数的酒杯端了过来,要开展工作,哪有少喝的道理?于是,隔三岔五的就会过量。待全部巡回工作圆满结束,体检时尿酸也升高了不少。

酒精面前人人平等,与我不停干杯的当地同志,也都饱受醉酒之苦,几乎清一色的脂肪肝。医疗队在当地做流行病学调查时发现,高血压、糖尿病、酒精性肝硬化是当地最常见的疾病。长期饮酒可致高血压和糖尿病这一点已被国内外的医学研究反复证实,可以说,当地的常见疾病与居民们的饮酒习惯关系非常密切。

谁都知道喝得多对身体没好处。可是该怎么办呢?全民戒酒吗?这倒真让人想起了美国的禁酒历史。1919 年,美国国会通过了宪法第十八修正案(《沃尔斯特法令》),规定自次年起,一切生产、销售、饮用酒类的行为都属违法。1920 年 1 月,禁止酿造和销售酒类的《沃尔斯特法令》在美国生效,根据这项法律规定,凡是制造、售卖及运输酒精含量超过 0.5% 以上的饮料均属违法;在家喝酒不算犯法,但与朋友共饮就属违法。但禁酒令并没能让酒在美国消失,反而造成私酒泛滥和随之而来的黑社会猖獗,呼吁解禁的呼声越来越高,最终美国国会于 1933 年颁布宪法第二十修正案废止了禁酒令。

美国宪法的经典搞笑历史,让我们看到酒在人类生活中的特殊地位。既有欲望,又恐危害健康,这几乎是人类社会的主要特征之一。商业交往、情感联络,完全不喝那是不可能的。怎么办?那就尽可能少喝吧。至于如何在席间逃酒,任何一个搜索引擎中,都可以查到一大堆的"相关技术"。虽说这些"技巧"里很多是登不了大雅之堂的"赖酒花招",破绽百出,也还是建议向硬着头皮使用这些"技巧"的同志们表示敬意。毕竟,维护健康的努力都值得尊重吧。

当然,也总还有一些同志喝酒从不作假,敞开了灌。对这些同志的"献身"精神表示无奈的同时,还是忍不住奉劝几句:现如今,那装酒的瓷瓶身价不跌反涨,已然具有"保值功能",而您这身盛酒的皮囊,却是酒装得越多越不值钱。每个人都应对社会负责,对自己的健康负责。还是那句话:尽量少喝,喝了就别开车。

谁都醉不起,不管你是开宝马,还是开拖拉机。

微语录

【将错就错】

晚上吃饭，服务员上错菜了。想起还在上幼儿园时，有一年春节独自在家，有人敲门，说是拜年。看我独自在家，说："告诉你爸妈，xx叔叔来拜年了。"然后放下一包点心，就走了。过了小半天那人又来敲门，原来是刚发现了认错门送错了礼。点心已被俺吃了大半，味道真不错。现在想想那人脑子真不咋地啊。

【工欲善其事，必先利其器】

上午手术，剪刀钝了，护士姐姐还舍不得丢。于是俺讲了个医疗装备质量重要性的故事。一学长，当年在普外给实习同学们示教肛门指检，戴好手套，边操作边讲解，讲得非常到位非常得意，同学们很是崇拜，讲到最后一步要观察手套上有无血迹，他抽出手指，无比泪奔地发现手套早已破了。

12　　　健康恐慌时代的有限责任

郁闷微博：现在还有什么食品是安全的啊？再这样下去，我会考虑只吃清洁的牙膏度日，直到有一天新闻曝光这些牙膏是用垃圾加工的……

跟帖回复之一：嗯，现在我一上网就心惊肉跳，无数的负面信息啊，好像什么日用品都致癌，让人怎么活啊！

跟帖回复之二：感觉报纸记者都是医生投胎的，天天拿健康说事。搞得我们不关注健康就像是犯罪。问题是，我们知道的健康问题太多，但又没法解决啊，做个现代人真累。

跟帖回复之三：太悲观了吧，我就根本不看网上什么所谓的保健知识和健康新闻，眼不见心不烦！

　　这个时代的国人在健康方面并没有比以前更高的"安全感"，比如，当我们在面对近期发酵于海峡对岸的塑化剂事件时，依然有寒意袭人的崩溃感觉。一边是不断上升的健康标准和需求，一边是各类匪夷所思的食品安全事件，两者的碰撞导致了巨大的公众心理落差。此外，通过高速发展的信息手段，各种健康警告信息铺天盖地般袭来，而相应的解答信息却远远不够。主动地，抑或是被动地，我们进入到一个"健康恐慌时代"。

　　要破解这样的恐慌，有效的方法则是理性地对待社会和个人在健康问题上的责任。近些年，政论上谈到"责任"，说得最多的当属"有限责任"问题。就行政部门层面来说，但凡遇到塑化剂之类的事件,往往是无奈地两手一摊:"这些毒物本不在例行的检测目录中。"但是,民粹的声音常常让各级部门惶惶不安,忙不迭地增加各类检测指标、扩大检测范围。但诸多事例证明,行政部门越是扩大职权、承担无限责任,行政效率就越低,最终陷入恶性循环。检测的范围永远赶不上奸商的想象力和创造力。最好的办法,还是承担好自己的有限责任,在既有的检测范围内,形成有效的威慑力,让奸商们有贼心没贼胆。

在正确对待健康问题方面,社会和个人同样也离不开"有限责任"。

这些年,社会媒介在对待公众健康的问题上,完全一副承担无限责任的架势:某某化妆品致癌,某某食物致不孕,各类未经专业筛选滤过的健康恐吓信息比比皆是,但又无法向公众提供可行的应对策略。在这样的媒介渲染之下,很多公众个人似乎也对自身健康表现出"无限责任"的态度,跟着媒体团团转,经历各种提心吊胆,对各类健康信息异常敏感,变得"伤不起"。

人的精力有限,我们对于人类自身生命与健康的认识亦很有限。我们在传播和接纳健康信息时,都应秉承"有限责任"。把我们的主要关注点放在已有定论的、有成熟应对方式的健康信息上面。至于未知的、没有定论的健康信息,在学术层面进行讨论还是可以的,你若是拿来吓唬自己或者吓唬别人都不可取。对于太多的健康难题,劝您还是别耗费太多脑筋,给自己增添太多压力。术业有专攻,把它们留给医生和科学家们去挠头吧。

其实,单单是已有定论的"有限责任"就够我们忙活的了。

2011年5月,最新版《中国高血压防治指南》发布,这部指南具有很高的高血压保健实用价值,但并没有引起主流媒体的特别关注。该指南有不少理念更新,尤其是高血压非药物诊疗(生活方式干预,即预防与保健)一节。指南中给出了"有限的"对高血压的生活方式干预措施:减少钠盐摄入、控制体重、不吸烟、不过量饮酒、体育运动、减轻精神压力等。可贵的是,指南给出了量化指标,例如限制饮酒方面:白酒,50 ml;葡萄酒(或米酒),100 ml;啤酒,300 ml。可以说,只有这样简单可行的保健策略才能给我们的公众带来健康信心而不是心理负担。

　　放松心态,做个有限责任的健康人。

【观摩】

在局麻下给一大学生做足部的转移皮瓣手术,术前反复交代要配合手术。结果这学生在手术床上不老实,老想坐起来看我开刀。我告诉他:不许看,你只给付了手术费,没付观摩费。结果他抬杠:等会补交观摩费不就行了吗?我回复他:卫生局没设这个收费项目,我们没法提供这个服务。

【实习生】

朋友介绍来一女病人做个不大的面部手术。这年青女白领很唠叨,一直在问如果手术失败毁容了怎么办,耐心解释了几次。结果上了手术台,又问。实在不耐烦了,我指着旁边的帅哥实习生说:要是失败了,他负责你下半辈子。女病人很爽快地回答:好!实习生不乐意了,幽幽地说:老师,你要是手术失败,我就自杀。

13   我们都有恶基因

一个关于人性的假设:两个妙龄女子,由于某种原因,其中一个女子与五个富有的商人被关在了一起,另一个女子与五个一文不名的失业者被关在了一起。试问,哪个女子会有悲惨的遭遇?

这确实是个很二的命题,无论从伦理、法律、女权角度看,都是如此。

很多人在不屑之余,会对上述假设给出看似极为肯定的"标准答案"。但是,不同的时代背景下,这"标准答案"却可能不一样。在那个"越穷越光荣"的年代,一定会把矛头对准富有的商人:因为他们有钱,所以罪恶;且也因为他们罪恶,所以有钱。而在更早一点"四书五经"的统治时期,答案或许相反:富有的人接受教育多一些,就善一些嘛。

现在,该如何回答这个谁比谁坏的问题?有人会说,检测他们的基因。

众所周知,关于人性的争论,已经持续了两千多年。在中国,"人之初,性本善"的性善思想长期占据了主导地位。不过,坚持"性恶论"的声音,从来就没有消失过。20世纪下半叶以来生物科学特别是基因科学的研究成果,给"性恶论"增添了强劲动力。三年前,国内学者孔宪铎、王登峰合著了《基因与人性》一书。他们认为,"基因的天性就是自我复制,自我复制唯一可行的手段就是拿出自己自私的本领,利用天地间的生物作为它生存与繁荣的载体,把生物体视为它的殖民地"。基因自私的天性也决定了人的天性,所以,"性本恶"。

其实,学者们之所以认为基因决定性恶,并不是单单因为基因的自私复制天性。他们还有更多深入的研究例证。近三十年来,在基因与人类行为和人格的关系方面,科学家们不断有惊人发现。20世纪90年代,以色列的学者偶然发现名为DRD 4基因的长短与异性寻求有关,DRD 4基因越长,寻求新异性的欲望就越高,且男女都是如此。换句话说,现如今天天泡在网上找一夜情的人里面,随便抓一个测基因,一准儿DRD 4基因超长。

另一个"人性基因"研究大热门就是MAOA基因,近十多年连篇累牍的研究报告显示,这条基因几乎就是"万恶之源":小到儿童多动、成人酗酒,大到暴力犯罪、黑社会,都有这个基因在作怪。以至于从西方到东方的心理学研究领域中,一度掀起了学者们蜂拥到监狱给罪犯们检测MAOA基因的热潮。

似乎,在基因时代,我们已经找到了甄别人性的钥匙。但稍微静想一下,我们便会预见到近乎恐怖的后果。如果基因完全决定人性善恶,并且不平衡分布的话,人类在一出生时(甚至在他还未出生时),就可以明确他是否会成为一个混蛋。于是,会出现"多动症基因"学校、"暴力基因"隔离区等等;而一想到基因的遗传特性,"老子英雄儿好汉,老子反动儿混蛋"也不再是谬论。如此发展下去,必然导致种族优劣论的僵尸复活。

对于上述情形的恐惧,早在基因探索之初就已表现。1986年,来自12个国家不同领域的二十多位科学家曾在西班牙的塞维举行会议,发表了《关于暴力的声明》:"如果认为战争或其他暴力行为已经被遗传安排在人类的天性之中,这在科学上是错误的。虽然在神经系统的各个水平上都有基因的作用,它们提供了发展的潜力,但它只是与生态和社会环境相联系时才能体现出来。虽然不同个体的先天倾向性受个体经验影响的情况不同,但正是遗传素质和教养条件的相互作用决定着他们的人格。"

这是一条关于"基因决定人性"的重要修正。现在,但凡是理智的学者,谈到基因对人性影响时,也都会强调"习性"即后天社会因素的问题。很多人即便携带有所谓的"暴力基因",也终生守法。

联想到另外的一种基因,"原癌基因"。原癌基因是维持机体正常生命活动所必须的,在精神因素、遗传因素、生活方式、某些化学物质等致癌因素影响、体内抑癌因素减弱时,原癌基因发生变异并启动,细胞过度增殖,从而形成恶性肿瘤。一句话,原癌基因人人都有,但并不是每个人都得癌症,有很多外部影响因素。于是,在今天各类基因研究还不成熟的时候,可以得出的结论是:我们每个人都有着动物自私的恶基因,但通过各种后天的学习以及社会制约,我们不一定表达着恶。

在自然科学依然不甚明了的时候,社会科学的优势就显现出来。其实,抛开恶基因的甄别、比较,我们应该开始研究如何制约我们的恶基因。当某种罪恶,比如说冲进学堂砍杀学童、冲进医院砍杀医生,在之前的几千年人类历史中并不多见,而如今却如家常便饭的时候,我们需要反思的是:为啥我们的恶基因突然可以奔放地表达了?

【皮带与老酸奶】

吃早餐时看到了老酸奶,就想起了旧皮鞋的传闻。上小学时,班主任经常给我们讲红军在长征中断粮吃皮带的故事。那个场面的对白该是多么感人:老红军摸着小红军的头说,亲,吃吧,嚼着皮带,你可以想象着在吃各种美味佳肴……俺们现在是,吃任何东西都能想起皮鞋,算是"忆苦思甜"吗?

【敲边】

拿着给裤子锁边的号牌,想不起上一次来上海第一百货是什么时候了,南京路也极少来。上海本地人不大会来南京东路买东西。20世纪我上大学的时候倒是经常逛南京路。1994年的时候,在南京路边的货摊上买过一双皮鞋,因为看到围了好多人在买,结果只穿了一天就烂了。上海同学告诉我,那叫"敲边",托儿。

14   HELLO! 栗子先生

> 郁闷微博：哪位兄弟认识泌尿科的医生。我一老乡前列腺炎，想找个熟人帮忙看看。他刚四十出头，是不是男人一到四十前列腺就有问题啊？
>
> 微博跟帖之一：呵呵，这个问题够私密的啊。我知道经常应酬的人前列腺容易不好。
>
> 微博跟帖之二：听说这个病蛮容易造成其他问题的，当心以后小便尿不出什么的。别找什么熟人了，赶紧到大医院找个专家看看吧。

2011年6月，一则通过检测细胞内的端粒预测人类寿命的新闻被媒体广泛关注，一些作者还对这项预测寿命新技术可能带来的伦理学灾难做了夸张的描述。其实，现在再来谈论端粒，已有些炒冷饭的味道。2009年，美国的三位科学家因为阐述了端粒和端粒酶保护染色体的机理而获得了当年的诺贝尔奖。

预测，总是会给人八卦的感觉。你的朋友中若是有"大龄女青年"，打开她们的微博会发现有相当部分的话题涉及星座"预测"，而且此类内容出现的频率与个人"被解救"的意愿程度之间呈密切的正相关。王宝强在《HELLO！树先生》一片中饰演了"半仙"树先生。树先生的命运是这一时代弱势个体的映像、投射，如果树先生的境遇好一些，估计不会有那些奇幻的"预测"能力。很多时候，预测是一种与现实抗争无果后,退而求其次的无奈之举:如果我们无法治疗某种疾病,那么能够做到明确诊断也还是不错;如果我们还不能做到延长寿命,那么我们可以尝试去预知寿命。

真正基于科学的预测技术并不可怕,也并不神秘。若是要真正预测寿命,需要明确两点:一是生命的自然耗损,这即是端粒检测所想达到的目的;二是要了解生命对一些偶发事件的应对能力。其实大多数预测技术的实质是做到了第二点,即给出一个事件发生的概率。如何看待这些概率很关键:是积极还是消极?是把它作为前进的动力,还是懒惰的借口?

当下的名言:理想很丰满,现实很骨感。国人依然习惯性地消极对待各种概率问题。人类依赖概率在对抗自然灾害侵袭中所设定的标准,实际上就是给自己限定的寿命。自然非常残酷,人体所能承受的各项极限指标是千万年来自然选择的结果。城市亦有寿命,自然选择对于城市来说就是灾难。三年一遇的设计?开玩笑,规划者们想让这个城市存活几年呢? 一位北方同行的爱车在暴雨洪流中熄火,他愤懑地在邮件中发泄:对于那些动不动就搬出"N年一遇"作为挡箭牌的人,真该让他们在出生以后即接到上帝的通知,告知他们的泌尿排水系统此生只能承受每天一杯水的摄入量,多喝一点就会堵、就会爆、就会吐……

确实有很多人"下水道"会出问题,对男性而言,最多见原因就来自前列腺。前列腺炎、前列腺增生,常常让光鲜的职场男士们痛苦不堪。前列腺的外形很像一枚栗子,早年读医科时,教我们泌尿系统解剖的是一位羞涩的女博士,大概为了避免语言上的"三俗",

她把前列腺叫做"栗子先生"。这个栗子先生有些灵性的,知道你脑袋里的任何坏坏的企念;他也很脆弱,长期烟酒、纵欲过度、缺乏锻炼、嗜好辛辣这些职场通病会让他红肿变形亦或痛哭流涕。

虽然处于身体的下层,虽然形象并不光鲜,但是勤勉的栗子先生受到太多虐待后,会大发脾气让你坐立不安,他会不停呐喊、不断"发言"(发炎)。所以,亲爱的男士们,要学会关心他。每天别忘记问候一句:HELLO! 栗子先生。

微语录

【拒绝】

与其他医学学科不同,美容外科可以拒绝某些手术。除了各类有着严重心理障碍的坚决不能做之外,拿着明星照片来要医生照着明星样子做的、蓬头垢面邋里邋遢的、开口就说是男朋友非要自己来的、不尊重医护人员的,这些也决不能做。他们要么缺乏自我,要么缺乏正常的审美,做了之后一定有纠纷。

【解剖课】

父亲读医时亲历的事情。班上有个男生恶作剧,在解剖课前,自己躺到解剖台上并盖上油毡布。同学们陆续进来后,他突然坐了起来。一片惊叫声中,一位女同学倒了下去:心跳骤停。老师立即带领同学们做心肺复苏抢救。还好,救回来了。那男生写了两个月的检讨,受到了极其严厉的处分。

15　它们在偷笑

郁闷微博：上个礼拜游泳，结果感冒了，吃了 N 多药，现在还是没好啊，太悲催了。

　　跟帖回复之一：我每次感冒都要一个礼拜才好，从来没"绕过近路"。

　　跟帖回复之二：好像说感冒多是病毒感染啊。我去医院，医生说吃抗生素没有用的。

　　席卷几大内陆城市的"观海潮"褪去以后，酷热带来丝丝悲意：两位正值英年的 IT 业界知名人士在一周内先后逝于泳时。观者不胜唏嘘。

　　怎样阻止生命消逝，这一问题经常归于无解。忧虑疑惑之中，人们常常萌生简约的恐惧。一位传媒界精英在微博中问道：游泳几时变成了职场人士的危险运动？其实，不只是对于游泳，这个夏季，人们的"简约式恐惧"还有很多。蜱虫，这种在自然界存在了亿万年的常见昆虫，因其传播的怪病，一年来成了国人聚光灯下的新宠。而"杨梅有虫"的消息也在网络上引起了一阵恐慌。古代即是"就着虫子吃杨梅"，现如今却突然成了被发现的新大陆。

　　我们和古人究竟有多大的区别？这是个非常宽泛的问题。我们比古人的寿命长一些,但是在认知生命历程方面可能比古人更加困惑。现世的我们就像是一起踏在同一个跑步机上,总是有人速度更快,让我们跟不上社会的步伐。我们似乎更加"社会",离自然越来越远。

其实不然,我们虽然"社会",但依旧"自然"。在这个时代,我们依然在像祖先一样要对抗各种生物的袭击。病毒性感冒,面对这个由微生物造成的古老疾病,我们至今束手无策。目前多如牛毛的各类感冒药物,仅是对症处理,抑或根本就是安慰剂。

进入七月,国内医学界的一件大事就是卫生部开始被称为"史上最严"的抗菌素临床应用管理与督查。其中一项就是对在病毒性感冒等一些疾病中滥用抗菌素的情况进行整顿。那为什么会在感冒治疗中应用抗菌素等所谓消炎药呢?撇去众所周知的医方的某些利益驱动因素外,更多的则是现代人的一种自我安慰。在这个可以踏步外太空的时代,对于自然疾病不成比例的所知甚少,让我们心有不甘。而过于积极的治疗和滥用药物带来的,则往往是对肌体无可弥补的损害。

很多时候,我们要放平心态。既然我们没有更有效的治疗办法,那就自然地去顺应病程。病毒性感冒,怎么办?在保证营养摄入的前提下,多喝水、多撒尿、多睡觉。像祖先那样痊愈并不丢人。

可能有人主张更加"深刻"的复古。心灵的调节无可厚非,但前提是要尊重已知的科学。是相信马王堆里出土的药方,还是现代的研究,这是一个原则性问题。去菜场称两斤泥鳅生吃的做法很不靠谱。当然,有些人不服,会举出一堆个例。感谢人类发明的统计学,让我们知道判断一种治疗方案的唯一可靠方式是大样本量的对照研究。不过,完全扭转人们的思维,确实很难。有人问,我们可以依靠一个所谓的典型而标榜某个群体,那我们难道不可以依靠一个所谓的成功治疗病例而肯定某种滑稽的治疗方式吗?

不过,树上的果蝇,地上的蜱虫,以及河里的泥鳅,历史悠远的它们在观察着我们。我们滑稽时,它们就在偷笑。

微语录

【牛肉绦虫】

在吃板烧,服务员问牛肉几成熟?我说至少八成,吃牛肉我从来都要煎得熟一点。没办法,学《寄生虫学》留下的后遗症。话说当年在上医大上了一个学期的寄生虫课程,唯一给我留下印象的就是美丽的女老师以及牛肉绦虫……

【骨质疏松】

印象很深的一件事。十多年前在骨科实习,帮全髋手术扛大腿。患者是个老年妇女,俩教授忙得不亦乐乎,扭头吩咐:"小伙子,把腿再抬高点……"那时我干劲十足,使劲一抬,就听"咔啪"一声。俩教授看着我,眼泪都快下来了,又开始忙活股骨骨折内固定。那家家属倒是很通情达理。

16   不可浪费

郁闷微博:我大学里参加过骨髓捐献报名。前天接到电话,说有患者和我初配成功,要我去做高分辨配型。可我真的好害怕啊,我知道捐献骨髓对身体无害,可还是好害怕。

　　跟帖回复之一:啊,配型成功很不容易的。你大胆地去吧!

　　跟帖回复之二:骨髓捐献是没什么危害。不过,作为朋友,尊重你自己的选择啊。

　　2012 年 7 月上旬,西班牙医生卡瓦达斯完成了世界上首例双下肢移植。

　　世界上顶尖的移植大师多是"混搭",啥器官移植都做。卡瓦达斯成功完成过西班牙首例"换脸"手术和世界第二例双上肢移植手术。不过,比法国人迪贝尔纳更牛,他在 1976 年就完成了欧洲首例胰腺移植,信心爆棚,接连完成了世界上首例双手移植、首例面部移植(即"换脸术")。同行们在赞叹其高超技术的同时,自然还会感叹其移植成瘾的程度。

　　除了中枢神经系统以外,现在几乎所有脏器或组织都能异体移植,很多人的生命得以延长或改善。医学史学家们把类似零件备换的移植技术看作是医学机械科学论发展的顶峰。伴随着移植技术的发展,等候移植的名单也越来越长——需要修理的"机器"太多,而合适的"零件"总是欠缺。2012年6月,德国还爆出消息,由于众多患者因肠出血性大肠杆菌感染造成肾损伤要接受肾移植,造成德国肾脏供体短缺。

等待同类捐献器官,是一件很纠结的事情。焦急的情绪之下,总会有超出道德与法律的事情出现。世界性的器官贩卖生意屡禁不止,而国内也不乏相关丑闻:外国人来华"肝移植旅游"、强行取肾等等。商品时代里,一些人的眼中,似乎人体内一个个完美自然的器官不用于移植简直就是浪费。

对比之下,各类志愿捐献行为广受赞誉。曾在"收费门"中蒙冤的中华骨髓库经过多年努力已经建立起100万人份数据库。不过,实际操作中有至少1/5低分辨配型成功的志愿者拒绝捐献造血干细胞。对于这部分"反悔者",曾有舆论"嗤之以鼻",甚至讨论是否应负法律责任。

人并不是简单的机器。普世的价值观要求我们尊重每个人保持其躯体完整的意愿。我们赞扬和鼓励无私的捐献行为,但绝不应以任何方式强迫和威逼捐献。一个人完整地离开这个世界,只要是他的意愿,都应被尊重,无关乎所谓"浪费"。即便那人是药家鑫。

2005年,广州一医院进行了首例阴茎移植,但两周后,患者在"妻子不认可"的强大压力下,要求医师切除了移植的阴茎。这一事件被广为报道。我并不想讨论其中涉及的性伦理学问题,只想弱弱地问一声:那根切下的阴茎到哪里去了?丢到垃圾桶了吗?

我想,地道一点的做法,应该还给那个已经长眠于地下的捐献者,真诚地烧或者埋。那不是一个零件。

17 生病的权利

> 郁闷微博:有没有做过肠镜的啊?最近肚子不舒服,看了医生建议做个肠镜检查。肠镜检查是不是很恐怖啊,心里好忐忑。
>
> 跟帖回复之一:我以前做过胃镜的,还可以忍受吧。为了健康,总要忍耐一下啊。检查一下,证明你很健康,多开心啊。
>
> 跟帖回复之二:去年陪我表姐去做过肠镜检查,现在大医院都有无痛胃镜和肠镜的呀,据她说没什么痛苦的。就是头天要吃泻药,会拉几个小时,嘻嘻。

一个世纪前的 1911 年,Elsner 在硬式胃镜的头端加装了橡皮头,让这个恐怖的医学器械操作起来稍许简便和舒适了一些。人类在 19 世纪就发明了用以医学检查的胃镜,但直到 20 世纪上半叶的时候,硬式胃镜检查依然酷似街头杂耍艺人的吞剑表演。

肠镜的发展也基本类似。1806 年德国人造出了一个以明火为光源的直肠镜,为了保证火种的燃烧,还设计了一个烟囱,整个仪器就像是个微缩的老式蒸汽火车头。你可以想象出一个并不以 SM 为目的的刺激场面:病人的屁股上插着个会冒烟的器械,且不时被灼热的光源区烫得嗷嗷直叫。

我们比前人幸运很多。如今电子内镜柔软的光导纤维已经让胃镜和肠镜检查的痛苦降低了很多。而麻醉技术的发展,则使此类检查实现了无痛化。诊断技术的进步,让很多疾病得以早期发现,这是诊断时代的一个基本概念。

但即便如此、即便非常需要,今天的很多人依然不愿进行一次对健康评估意义重大的内窥镜健康检查。委内瑞拉总统查韦斯在2011年7月中旬开始了第二次化疗,据传他罹患晚期直肠癌,而直肠癌完全可以通过肠镜检查被早期发现,实在很令人遗憾。

诊断时代另一个新颖的概念是:如果一种可以早期发现的疾病被你拖到晚期才发现,会被看作是一件反社会的事情。就好比你生在这个文明时代,却依然坚持要做一个文盲一样。或许有人会问:难道我就没有生病的权利吗?

答案是:可能您确实没有这个权利。我们的社会反对自虐,不过这已不是主要原因。社会化的进程,使得疾病的付出成本非常巨大。作为一位受人尊敬的总统,查韦斯在健康方面的表现很不负责——这么多人民跟随着你干革命,而你竟不愿意为他们去保护自己的健康?即便你是一个普普通通的人,难道就不愿意为你的家庭减少一些麻烦而花费很少的精力去做一次检查?

不过,查韦斯也还是有非常值得我们学习和称道的地方,至少最终向他的人民公开了部分病情。虽然在一开始给出了一个让外科医生们一眼看穿、忍俊不禁的表述:"盆腔囊肿"。

【病人的配合】

可以给病人一些如何与医生沟通并配合诊疗的建议,仅此而已。"病人"既非职业、亦非义务,我们无权强迫他们配合。我们要理解,病人某些不恰当的言行,常是其性格、甚至疾病造成的。我们需要耐心,并学会引导。而当我们努力了,病人却继续不配合时,疾病会作出惩罚。

【疑病症】

参加一个医学沙龙,有关慢病防治的,有点小担心自己的身体。以前担心自己的健康还是在大学时,当时上完高血压课程就担心高血压,上完糖尿病课程就担心自己有糖尿病,上完消化道疾病课程我就干脆去做了肠镜检查。现在又开始担忧慢病了,我是不是老了?

18 科学算卦

　　"她还没出生,我们就不在一起了。"有经验的妇产科医师或心理医师听到这样的故事,脑海里首先闪现出的,应该会是"产后抑郁症"这几个字。

　　虽然没有什么直接的医学证据,她,那个今年最知名女孩的母亲,在1990年的分娩后一定会出现"产后抑郁症"的若干表现。

　　这是有科学依据的。

　　1968年,Pitt第一次提"产后抑郁症"的概念。典型的产后抑郁是产妇产后6周内发生的情绪障碍,爱哭、孤僻、悲观厌世、失眠或嗜睡、注意力难以集中、疲乏及食欲不振、甚至有自杀或残害婴儿的倾向。

　　被学界一致肯定的观点是:缺乏社会支持的、单身的孕妇极易发展为产后抑郁。考虑到 20 年前的中国社会环境,这个极度缺乏家庭支撑的、生了个女儿的单身妈妈无论如何也逃不脱"产后抑郁"这一关。

不过,产后抑郁似乎并不仅仅是一个结果,它很可能还是某个重大社会事件的起因。

研究已经明确,产后抑郁的母亲,不能很好地承担起一个做母亲的功能和责任,破坏了母婴关系的正常建立,不利于婴儿的心理发育。国外学者发现,受影响的儿童在行为上不如其他儿童成熟。我们可以解释为什么这个女孩会在微博上发表那些幼稚的炫耀言论。

其实,从长远来看,女孩的恶梦可能才刚刚开始。如果她生孩子的话,发生产后抑郁的可能性极大。她遭受了突如其来的最大事件、她来自单亲家庭……她满足了一大堆已知的产后抑郁诱发条件。

我们可以给出一些预防的有益建议:她应该继续学习深造而不是急切地返回娱乐圈,因为低学历是产后抑郁的重要因素;她最好和一个中国人结合千万别到国外装混血,因为文化差异亦是产后抑郁的重要因素;她应该在这个风波过去之后再怀孕,尽量避免重大事件的影响;当然,最最重要的是,她要尽量保证生孩子的时候,能有个体贴的老公陪在身边。

【最佳生育年龄】

当年上妇产科课程时,帅锅男老师(现是沪上知名妇产科专家)一上讲台,就指着台下的大四女生们说:你们已经过了最佳生育年龄!他举例说:女中学生上个厕所的功夫就生一个扔马桶里,高龄产妇们嚎上两天也生不出。教室里哀鸣一片。我看看旁边的女生,感觉她们的眼神就像是立马要把男生们拖出去生一个似的。

【病人的求助】

我的一位病人,14岁的小男生,在手术时告诉我一件令他很困惑的事情。他喜欢女生A,但A很冷漠,连QQ都不给加。他求助于A的闺密女生B,结果被戏弄了一下:女生B冒用他的QQ号给女生C示爱,C竟欣然答应!现在C天天缠他。他问我该怎么办?我答应等到拆线的时候回答他。该如何建议呢?我觉得其实B喜欢他……

19　时疫

伦敦的骚乱场景,在研究瘟疫的医学史学家眼里,是那样的熟悉,甚至亲切。

伦敦几乎是周期性混乱的代名词,她的上一个混乱循环是瘟疫带来的:从 15 世纪末到 17 世纪中期的近二百年里,伦敦城里发生了十几次大的瘟疫,每隔一二十年就有一次。

我们丝毫没有蔑视这座城市的意思。相反的,充满敬佩。没有人为的文化断层、没有刻意的历史颠覆,伦敦是那样的可爱,即便混乱,也真实地呈现在世人眼前。她那种教科书式的混乱,像是一具永不腐败的标本,供人们反复解剖。

就是在这样的解剖中,我们愈发感觉:骚乱与瘟疫,那样的酷似。

伴着同样的地区、同样的群体。"他们对伦敦的贡献仅仅是增加了伦敦的死亡率",学者们这样评价那些在瘟疫中死去的可怜的年轻移民们——贫困教区的死亡率总是远高于富裕教区。此次骚乱,最先起火的也是伦敦北部贫困区。

也伴着同样的无力、同样的逃避,"医生们既害怕被传染、又恐无力救治而败坏名声,纷纷逃走"。伦敦每逢瘟疫,这一幕无奈的滑稽场景总是准时上演。而这次骚乱中,备受指责的伦敦警察,其窝囊表现并不亚于他们的医生祖先。

更伴着同样的粗暴、同样的过犹不及。"瘟疫使我们一个人对另一个人的残忍如同狗与狗之间一样。"瘟疫不但带来了人与人之间的不信任,还形成了粗暴隔离等合法的社会暴力。染病的人被社会视为恐怖的异类,遭受无情的打击及抛弃。伦敦骚乱中,各色暴徒、特别是那些未成年人,他们就如同当年染疫的病人。由此看来,把骚乱参与者驱逐出廉租房的打算,无异于冷酷的新型"社会隔离"。不仅如此,英国政府还把社交网络看作是传播疫病的老鼠,围追堵截。而真正的罪魁祸首,那病毒似的社会矛盾,依然逍遥法外。

在这个时代,网络让我们感觉离骚乱现场如此之近;而同时,我们亦远未摆脱瘟疫的阴影。炭疽,在《传染病法》中的地位仅次于一号病鼠疫和和二号病霍乱。辽宁鞍山的炭疽疫情得到控制的消息让人们颇感欣慰。但没多久,人们再次陷入对疫病的困惑甚至惧怕之中:经蜱虫传播的新型布尼亚病毒隆重登场。研读了卫生部最近发布的《发热伴血小板减少综合征经接触传播预防控制要点》，我们惊讶地发现，在患者尸体处置方面，这种由新型布尼亚病毒造成的疾病已经享受了鼠疫、霍乱和炭疽三个最严重传染病的待遇（要把尸体的所有腔道用消毒棉球堵塞）。是果真需要，还是逃避责任的过犹不及？尚无答案。

　　瘟疫固然可怖，但很多学者都把瘟疫的发生看作为病态社会进行再造的契机。其实骚乱也一样，两者都能重塑社会。而且，两者的每一次出现总是有强烈的必然性——各种条件应允、万事俱备的时候，它们就来了，躲也躲不掉，怨不得老鼠，也怨不得社交网络神马的。只有当乌烟瘴气、恶臭熏天的藏污纳垢之处被彻底铲除，瘟疫才没了落脚之地，混乱亦失生根之壤。

　　1666 年，一场几乎烧光全城的大火之后，伦敦再无瘟疫。

微语录

【上医印象之一】

一条街:卖茶叶蛋和磁带。工会活动室:街机,我只会打"滚雪球",曾有个内蒙女生在旁边看了很久,说你打得真好,但我没接茬,后悔至今。三餐:一直被水淹,有西点和免费生日面。体育馆二楼,体育老师们经营的KTV,每夜狼嚎,对面公卫的人崩溃得不行。图书馆视听室:花三块钱看了《本能》。

【上医印象之二】

当年,上海的高校里流传着四句话:"吃在同济,玩在复旦,爱在华师,死在上医。"上医地处黄金地块,面积狭小,根本没有谈情说爱的地方。曾经传言西园喷水池旁边的假山小山洞里,晚上会有些故事。我和室友打着手电在半夜去突袭过,但山洞里没有人、地上也没TT,看来纯属谣言啊。

20　　月亮代表你的身

　　带着这样的疑问，在唐朝某年的中秋节，唐明皇登上了月球——敦煌文献《叶净能话》里最早记录了唐玄宗游月宫的传说。

　　网络时代的小学生们常会发一些充满民族自豪感的帖子，比如说：谁是第一个登上月球的人呀？回答：嫦娥。对这类爱国义举，实在不好说什么，天涯上的帖子大部分如此。用祖传的或是高仿的神话来激励爱国情怀的时代其实已经一去不复返了，真正能够印在历史里的都是些真实的日子。1959 年是人类探月史上创世纪的年份，这一年里前苏联接连发射了月球 1 号、2 号、3 号探测器，人类至此开始了近距离地观察月球。

　　科学的发展并不孤单。同样在 1959 年里，也发生了生物医学史的一个重要事件，法国遗传学家杰罗姆·勒琼发现唐氏综合征是由于人体的第21对染色体变异造成的。这是人类首次发现的染色体缺陷造成的疾病，是基因研究领域的一个重要里程碑。

此时的人类，刚刚推开基因圣殿的大门，欣喜惊奇之情如同初到月宫的唐明皇一般："门窗户帘，全殊异世"，"见其树，高下莫测其涯，枝条直赴三千大千世界……"

从20世纪下半叶至今，快速发展的基因技术为人们勾画出一个美好的世界，基因将无所不知、无所不能。想知道你还能活多久吗？监测一下基因寿命吧！想有女人缘？去商店买一款幽默基因吧！基因可以帮你设计最好的大脑、最强壮的生殖器，可以帮你生产兼顾姚明和刘翔特征的孩子，当然咱们不要刘翔脸上的痘痘哦。

其实这样的场景，让很多人不寒而栗。

唐明皇也在月球上感到了寒。《叶净能话》形容月宫："冷气凌人，雪凝彻骨。"即使再漂亮，皇帝也呆不住了："寒气甚冷，朕欲归宫。"

基因伦理问题带来的威胁比月宫还要寒冷，人们开始反思。1979年，世界教会理事会表示：出于治疗疾病目的的体细胞基因治疗在伦理上可以接受；而为了预防或治疗疾病或增强人类能力而进行生殖细胞基因干预，在伦理上难以成立。紧接着，1980年，罗马天主教会、犹太教和新教的领袖们联合向卡特总统写了一封公开信，对遗传工程的滥用表示担忧。

很多国家的民众也给一直提倡"优生优育"的我们上了一课。1992年，比利时通过了《保险合同法》，禁止保险公司对具有基因缺陷的人提高保费，同时也禁止保险公司对没有基因缺陷的人降低保费。1994年，挪威通过了《生物技术医学应用法》，禁止保险公司使用"基因检测"的结果。

唐明皇最终回到了地上。不过，他念念不忘那来去月宫的法术——"帝专心求法，合掌向前……"

上月球哪里是那么容易的事情？前些天，长征二号丙运载火箭发射失利的原因终于找到了，全国人民都松口气。20世纪50年代初，冯诺提出"用低可靠元件构成高可靠系统，抵销故障产生的后果"的思想。此后，冗余技术理论已经成为航空设计的重要理念。基因技术也一样，急不得。说不定我们的基因测序里就有些不少冗余容错的设计在里面。

上帝造人之事，其可测焉？

【小草】

我在小学里很悲观，这跟当时接触的音乐作品有关。1985年"六·一"，二年级，班里开联欢会，一半节目是演唱悲催歌曲《小草》。我则表演了更为悲催的的电视剧《虾球传》主题曲《游子吟》，整个联欢会哭成一片。后来又学习了《我是一颗小小的石头》，小学音乐课就是一催泪弹。

【右手握手机半小时了!】

两小时前电信的人来装光缆，只能走明线，墙上打洞，我忍；户外布线，发现2楼邻居把公共弱电间揽入自家铁门内，且全家出游，今接不成光缆，我忍；电信的人在屋里布线，敲掉了一小块墙皮，我忍。他们走，我打扫，想起有强力胶。刚贴好墙皮，在发现手上沾了强力胶之前，手机响了。

21　　天王案人证

郁闷微博:上帝缺舞伴,杰克逊去了! 上帝缺手机,乔布斯去了! 都是我的偶像啊! 上帝啊,你那边还缺什么啊!

跟帖回复之一:杰克逊是被他的私人医生莫里害死的! 上帝应该做的是让莫里下地狱!

跟帖回复之二:不能把所有责任都归在莫里头上,天王自己也有责任的。

　　杰克逊私人医生莫里过失杀人案的庭审已经进行过半,这案子就好像是天王悉心打造的一部美剧,让观众娱乐、吵闹并思辨,同时还不禁幻想着能够参与其中、搅浑剧情并畅快地表达。

　　我不支持辩方,亦不支持控方。我特想做一名打酱油的证人。我憧憬着可以回答如下两个问题。

　　第一个问题:异丙酚究竟是什么药? (检察官说,莫里注射过量的异丙酚害死了患有失眠症的杰克逊;律师说,天王自己也过量口服了这种原本用于注射的麻醉剂;媒体说,天王是异丙酚成瘾者;歌迷说,这是胡扯。)

　　我曾注射过异丙酚——甜美一觉醒来时,无痛胃镜检查已经结束了。麻醉科的同事把这种乳白色的麻醉剂亲切地称为"牛奶"。

异丙酚可以用于治疗失眠吗？似乎中国人可以回答。辩方律师在法庭出示了来自中国的论文——国内某家军队医院从2005年就开始尝试应用异丙酚麻醉治疗慢性失眠。异丙酚可以口服起效吗？就是因为在这个问题上的激烈争论，让分别代表控辩双方出庭的美国麻醉界俩大腕近三十年的友谊毁了。

能让泰斗们撕破了脸皮，看来，对这种使用了几十年的药物，我们确实还了解得太少。

药物机理的争论，死亡原因的争论，所有的医学专业性争论，都展示着严酷的现实：这个时代的医学水平还不高。我们的飞船可以遨游太空，但我们对自身的了解还是远远不够。几年前，国内医学界的泰斗们就明确地提出：医学不是神——医学界能解释、能掌控的东西还是那么少。

财富不一定能换回健康和生命的时代，就依然是一个医学落后的时代。

第二个问题：莫里为啥敢用异丙酚？（律师说，莫里在杰克逊的胁迫下才使用了异丙酚；检察官说，莫里就是个贪图钱财的小人。中国草根说，天王拥有私人医生耶；中国富豪说，我们也开始有了。）

杰克逊与莫里算不上朋友，更算不上是兄弟。他们是病人和医生的关系，不过他们两个把这看似简单的关系扭曲了。

几乎每次整形外科学术会议谈到整容失败案例的时候，都要把杰克逊的照片搬出来。是天王请不起顶级的整形医生吗？当然不是。事实上,整形失败的根本原因就是杰克逊那太过优秀、具有超前性的思维。他的审美标准已经超越了当时的医学技术发展水平,而自己却没有意识到。在他的坚持下,整形医生们惟命是从,开始了一次又一次的整容灾难之旅。

除了雇主的偏执,15万美元月薪造成的百依百顺的奴婢心理,大概是莫里在没有监护条件下冒险用药的更深层次原因。医生不是神仙,是有着七情六欲的人。很多医生都认为,越是熟人托付的关系越容易出现医疗问题:物质或者感情都能弱化医生的判断力。当面前的医生已经有些诚惶诚恐地处处为你的舒适与威严着想的时候,你离危险也就不远了——此时的医生很可能已经放弃了很多应该坚守的原则。

在健康方面过度的偏执,以及过分依赖同一个医师的意见,都很成问题。

好了,正确地看待医学,正确地对待与医生的关系,就是我这个证人所要说的,愿杰克逊在天堂安息。

【医药之花】

中世纪医学中心萨勒诺医学校位于意大利那不勒斯。该校的重要文献是一首名诗《医药之花》(或称《萨勒诺卫生管理》,1480年第1版),中世纪医生奉为经典。诗的开头写道:萨勒诺校,谨撰数行;奉献英王,安泰健康;晚餐轻简,节制酒浆;饭毕即起,久坐有伤;午后勿睡,双目勿张;静愉营养,祛病良方。

【节奏记忆】

1988年我上初一,年底学校举办歌舞比赛,10个节目中有9个与歌曲《大约在冬季》有关,一个男生以其为伴奏音乐的霹雳舞表演在女生尖叫中获得第一。此前一年,1987年,我五年级,和同学偷跑到影院看了老师口中的流氓电影《霹雳舞》,激动地哭了。

【电子产品与头面部外伤】

做了多年的急诊头面部外伤,看了那么多病人,总结一条规律:很多头面部外伤的原因,是因为摔倒时,患者舍不得丢掉手中的手机等电子产品,双手无法及时作出有效保护动作。电子产品永远是身外之物。记住:摔倒时,果断扔掉手中的手机!

22　　微博"路怒症"

> 郁闷微博：我最近拉黑N多人，这些家伙老是挑衅！
>
> 　　跟帖回复之一：你也没闲着，看你平时评论人家的微博也不客气啊。
>
> 　　跟帖回复之二：觉得你最近微博抱怨很多啊，工作压力太大吗？不行就休息一下吧。

　　现在看来，人来人往、熙熙攘攘的微博更像是我们所熟悉的公路。虽说公路比社会简洁无数倍，但仍是一个复杂的体系：因为活跃在公路上的，依然是有着复杂心态的各色人物。

　　每一个微博账号都像是行进着的各式车辆，我们的思维就包裹在这些汽车之中。粉丝数量、认证身份等诸多客观或不可控的因素，决定了座驾外形：兰博基尼或是奇瑞QQ；而每次登录微博，就像是驶入公路，目所能及的周围车辆，则取决于你的关注对象。

　　如今，这公路上的车子越来越多，交通意外也越来越多。说到交通意外，就不能不谈"路怒症"。"路怒症"这词，大家应该并不陌生，就是带着愤怒去开车。在近两年一些匪夷所思的公路暴力事件之后，频频出现于报端。学术一点的说法，叫做"攻击性驾驶"。

美国国家公路交通安全管理局将攻击性驾驶定义为一种危害或倾向危害人身财产安全的驾车方式,倾向表现为:超速驾驶、追尾、从右侧超车、闯红灯、大声鸣笛等行为。

心理学家们对路怒症做了不少研究,发现诱发路怒症的原因很多,有道路情况、交通流量等客观原因,更有驾驶员心理特质等自身原因。若是借用这些研究结论来分析一下近期"微博公路"上的各种八卦争斗,你会发现这些事件的起因与表现与"路怒症"别无二致。

路怒症的常见表现之一,是看到别的司机错误或不守规矩的动作,就滋生嫌恶情绪。国外学者发现,攻击性驾驶员在驾驶交流过程中往往容易对别人的行为理解成有意冒犯,而充当义务警察去教训别人,使攻击性驾驶逐渐升级。那件由于女编辑反复曝光私聊内容、导致男网络技术员狗急跳墙的事情,实属微博公路上的典型案例。

路怒症的另一个最常见表现就是恶意飙车。超车是一种竞争,而心理学家认为,竞争与对抗等因素会不停地消耗个人的应付能力,当主观反应能力不能满足客观需求时,导致驾驶员紧张产生一系列紧张反应:情绪易怒,敌意对抗和报复行为。

尽管微博出现的时间不长,但各式路怒症事件已是不胜枚举。当务之急,是要研究如何预防"路怒"伤人。务实一点,我们还是得从路怒症的各种诱因去分析解决。

路况不好、车流过多,容易导致烦躁易怒,所以就尽量避开高峰时段——微博关注的人数不宜太多,而且最好要挑看得顺眼的人,千万别跟自己过不去。

社会转型时期,心态复杂,不要太过炫耀。开个百万跑车还敞篷把音箱开得震天响,这个很讨人厌啊——微博上没事就把家里的 LV 包包拿出来排队拍照片,一准挨骂。

还有哦,心情不好就自己调整一下,实在调整不好,就打的吧,千万别自己开车——失恋了,上微博散心完全可以,但是多看少说,不然很容易话不投机。

美国学者曾对近三万驾驶员的事故分布情况进行分析,发现 36.4% 的事故是由 3.9% 驾驶员造成的。显而易见,有些人特别容易出问题。指望这些人改变比登天还难,唯一的策略就是"惹不起,躲得起"——相对于现实的马路,微博上辨人要容易得多,看到平时经常"路怒"的主儿,就别惹他了。

分析这么多,末了,还是要真诚地祝愿:不管在现实还是微博的公路上,都少一些路怒。春晚上,刘欢唱得多好呀:亲,就在我的眼前……路,通向心的家园……

亲,微博路上,心态要好一点。

【那是一种萌】

20世纪,俺从医科大学毕业上班第一天,就被安排去骨科急诊值大夜班。真是两眼一抹黑,啥也不懂,那个害羞与紧张啊!偷偷在办公桌抽屉里放本《骨科急诊手册》,病人来了装着很老道地看一下,然后让他们去拍X线片。病人一走,就赶紧开始翻书。实在hold不住了,才敢叫醒上级医师过来看。

【3D】

大概这两年中从没像此刻这样感觉自己愚蠢。买DVD碟片的时候,小贩告诉我这是3D效果的碟片,还塞给我一副极其简易的纸板眼镜。我戴着个这个破眼镜,嚼着苹果,看了5分钟。除了间或出现的重影,并伴随眩晕以外,我没从液晶电视机上体验到哪怕一丁点的3D效果。他们怎么可以这样骗我?

23　　云儿童

对儿童研究得愈深,成人愈会感觉到自己的无知。

我们的孩子究竟是不是应该更早、更多地接触网络? 在这个问题上,近二十年的各种研究结果,真实地反映出人类对任何新兴事物看法的标准规律——即是那令人眩晕的三种经典态度:肯定、否定以及骑墙。

十余年前,是交锋最为激烈的时刻。

在 2000 年,美国儿童联盟完成了一份《机器保姆:对儿童期使用计算机的批判观点》的报告,坚决反对年幼儿童使用计算机。这报告简直就是一份充满数据分析的大字报:计算机毁了儿童的骨骼和眼睛、批量制造肥胖患者以及孤独的情感障碍者。而支持儿童使用计算机的阵营也旗鼓相当地提出了不同意见,他们特别认为:计算机能够极大地促进儿童的认知发展和个性化学习、增进儿童的社会交往。

也是在 2000 年,在花了一个月琢磨 DIY 配置之后,我拥有了自己的第一台电脑。如今的眼光看来,那台插着 128M 内存条的机器根本就是一堆垃圾,但也就是它,以及接着电话线吱吱叫的"猫",让我真正理解了"网络即是电脑"的真谛。要知道,1990 年的时候,中学老师还在指着一台摸都舍不得让我们摸一下的老式苹果机说:电脑就是计算器、电视机、电子琴加街机。

在经历了历史穿越剧式的信息技术发展之后,力量对比已然发生了变化。越来越多的研究开始倾向于支持儿童使用电脑等信息技术工具。在对 753 名年龄在 11 到 16 岁之间的学生进行为期两年的研究之后,英国的霍洛韦和瓦伦丁出版了一本书《网络儿童:信息时代的儿童》。他们写道:"我们的研究表明,对儿童使用电脑,尤其是互联网的普遍恐惧是没有根据的。儿童并没有在电脑前消磨过多的时间来取代户外活动,信息通信技术也没导致社会疏离和家庭关系破裂。更恰当地说,年轻人似乎在以平衡和复杂的方式,利用技术来开发和改善他们的在线与离线社会关系,这开拓了他们的眼界。"美国密歇根州立大学的一项研究结果更是"亮瞎"了传统型家长的眼睛:无论游戏是暴力还是非暴力的,玩视频游戏的男孩和女孩往往更有创造力。

邻居家八岁的小男孩,在一年级时已经开始尝试上网偷菜。而一个礼拜之前,他捧着 iPad,很得意地向我展示他的微博,并要我做他的粉丝。我们对儿童的发育发展规律了解的还是太少了,在信息技术的滚滚车轮之后,徒步的儿童心理行为学者们似乎怎么也跟不上。

感慨于信息技术的快速发展,不禁让我们想起了被称为 e 时代先知的传播学大师——麦克卢汉。1960 年代,他的《理解媒介》一书中,有着"媒介即讯息"、"媒介是人体的延伸"、"电子媒介是中枢神经系统的延伸"的著名论断。这位大师向我们展示了云一般强大的信息媒介力量的同时,也带给我们灵感——或许我们应该从历史的高度审视信息技术对儿童的影响。

于是,有些学者掉转方向,不再追逐高速发展的计算机技术,他们发现了更为成熟的历史宝藏:电视机。《信息时代的儿童发展》是一部有重要影响的著作,作者卡尔弗特在书中介绍了大量的电视对儿童影响的相关研究。其中一个对 570 名美国儿童长达十多年的跟踪研究非常引人注目:在幼儿时期经常收看《芝麻街》的儿童在进入中学以后,比其他不看这类节目的学生成绩要高 1/4,表明儿童早期收看教育性电视节目对儿童的学术成就有着持久的影响。很多成人读到这里或许会想:如果当初妈妈让我多看些电视,说不定现在我已经是院士了。不过要注意,学者提到的可是"教育性电视节目"。儿童的信息自由是有边界的,规范地使用信息工具非常重要。

在我看来,卡尔弗特的书更为高瞻远瞩的地方在于,他对美国少数民族族裔的儿童是否能接触到高质量电视节目和新的信息技术进行了讨论——儿童们未来分享共同的职业成功和社会平等观念非常重要。这给我们带来了提示:我们怎样保障信息时代的儿童平等发展。或许,应该开始考虑在"免费午餐计划"之后开始一个"免费 iPad 计划"。儿童们在利用信息工具合理而成功地从云的世界里汲取成长能量时,也为我们这个地球的文明带来更大推动力量:民主意识与道德认知。

其实,最深切的感受是:在这快速发展、纷繁多变的新奇世界面前,我们都是儿童。

【儿时印象】

坐门诊,进来位老先生,觉得很眼熟。他说:我是演员。顿时想起他在很多革命影片里的正面形象,一直觉得他很和蔼很高大。这些年来,无数儿时的印象已彻底颠覆,以至于开始怀疑自己童年的真实性,实在不愿再看到任何与儿时记忆相悖的景象。还好,手术前后,近九十高龄的老先生非常随和,一如童年中的记忆。

【孩子的人权】

上午,一个15岁男生来门诊,他坐定就开始玩 iPad。我询问就诊原因,他指指母亲:问她。他母亲接上话:我想把他脸上的痣去掉。那是枚普通的痣,我问:为什么要去掉?她回答:没原因,看不顺眼。我说:把号退了吧,等他18岁时自己决定,尊重孩子的人权。那母亲悻悻而去,男生扭头对我笑:多谢医生!

【班门弄斧】

给个10岁的小女生做门诊手术,她躺上手术台之前,一定要我回答一个问题,我答应了。她问:你知道阑尾长在左边还是右边?我说:绝大多数人长在右边。她满意地点点头,躺上手术台:你这医生不错,我放心了。我想说的是,班门弄斧地考医生,并不只是儿童们的专利。

24　　身媒体 VS 微表达

郁闷微博：有个亲戚以前做了人造材料注射隆胸，后来听说那种材料被国家定为非法产品了，她很苦恼啊，要不要取出来？

　　跟帖回复之一：是有这事，还是早点取出来吧。

　　跟帖回复之二：听说注射式的根本取不干净啊，你亲戚是要郁闷了！

　　生命伦理学就是一"事儿妈"，对技术特挑剔。但凡你想对身体干点有创意的活儿，但技术又不保险的时候，事儿就来了。

　　能让眼睛看得更清是件好事情，可也有风险，光是掰着指头数得出的术中术后并发症至少就有 16 种。眼睛多宝贵啊，真心的伤不起。有人说，治疗疾病嘛，有点风险是很正常的啊。近视眼是疾病不假，不过已经有了很成熟很保险的矫正加治疗方式——就是戴眼镜。为啥还是有很多人要冒着风险来做这个手术？对手术患者大样本量的治疗动机调查揭开了谜底：90％以上的人是为了找工作、找对象、为了舒适和漂亮，反正就是渴望没有眼镜的生活！

　　不过，与激光手术治近视这点事相比，根本就是大巫见小巫的，就是美容整形。起码近视还算个病，可做美容整形的人们压根就没病啊!

因为,他们都是在用身体表达。

仔细分析,人们用来传递表达信息的身体以及帮助他们改变身体的外部力量,已经共同组成了一种特殊的媒介,姑且把它叫做"身媒体"。而那种与生俱来的强烈的个人表达意愿,在微博时代,姑且有了一个名字:"微表达"。

媒体与表达,从来就像是一对"欢喜冤家",时而如胶似漆,时而恶言相向。

中国自改革开放后美容手术陡增,进入 21 世纪,因为一些严重失败的美容案例,尤其是用于隆胸的"奥美定"注射材料丑闻,整形美容行业开始反思。其实,不只在中国,整个世界的整形界都在反思。法国也爆出 PIP 公司制作的隆胸填充物严重不合格,数万名女士面临尴尬:是不是要把隆胸的东西掏出来?

即便如此,依然没有什么可以阻挡全球美容整形热潮。社会化媒体的出现,极大地激发了人们的"微表达"热情。几年前,加拿大的某整形医生做了一台奇特的隆胸手术:在一个男青年要求下,为其纹在小腿上的女郎图案隆了"胸"。难道只要技术条件允许,我们就该满足所有的微表达要求吗?

三十多年前,比彻姆和查尔瑞斯在他们合著的《生物医学伦理学原理》中提出著名的生物医学伦理"四原则":尊重自主原则、不伤害原则、行善原则、公正原则。这些原则成为公认的医学行为准则,最大程度地维护患者的诊治权益。

当整容医师们把背部肌肉转移到胸前进行"乳房再造",这块肌肉的社会学身分立即发生了重大变化,成了"性器官";更厉害的是,医师们在一个人身上加加减减之后,这人的性别立马就变了。这些难道不是上帝才有的权利吗? 正是因为如此,这个行业的风险极高:如果天堂里的神帮病人做了张地狱般的脸,那他一定会摔得很惨。

对"身媒体"的反复警示并不是要压制人们的"微表达",相反的,对于合理合法的微表达,我们要尽最大的能力去满足。因为,现世人们的表达渠道与理想状态还是相隔得太远。而要做到身媒体和微表达的和谐相处,还有很长的路要走。至于现在,就让生命伦理学这个"事儿妈"来维护稳定吧。

微语录

【乳房切除术】

在手术室,过去的一个小时内切除了患者的双侧乳腺。对于这对乳腺,麻醉师觉得很可惜,而手术护士简直就是羡慕嫉妒恨。的确,这对乳房发育得太完美了,也没长肿瘤。只不过,它们长在了男人的身上。现在,各种原因造成的男性乳房发育相当多见。如果没有特殊的性取向的话,建议做个微创手术把它们切掉。

【化妆】

门诊做面部手术,最让人恼火的患者就是:尽管反复告知术前要保持面部清洁和素颜,但手术消毒时还能擦下来二两化妆品。

25　　痣的问候

郁闷微博:我的脚底有一颗痣哎,冬天的时候买个不合脚的雪地靴,脚在里面滑呀滑呀地磨,我就在想那颗痣会不会变坏啊!呜呜,我还是等待解救的大龄女啊,到底要不要去医院?

跟帖评论之一:哈哈,我也是有痣美女一枚。痣在肚皮上,也有点怕怕的,在考虑要不要点掉它。这个痣像个黄豆大,能不能点得掉啊。听说有些痣要做手术的。

跟帖评论之二:我女儿左脸上有一颗痣,我一直看着不顺眼,不过她学习蛮紧张的,等她们小学放暑假,我就拉她去医院把痣做掉。

微博,让那些我们自以为另类的细微敏感找到了同伴。

春节的时候,"最讨厌的问候语"成了微博转发的新宠,其中关于婚恋的问候语拔得头筹。我们的心里有些标签,一旦被触及,便会引发无穷尽的焦虑。在我看来,单身这标签,就像是身上的痣。

曾经看过一篇文章,说做好医疗产品营销的前提是做好疾病的营销。多年前,各种民营医疗机构的网站就开始大肆渲染皮肤痣有可能恶变成黑色素瘤,诱导民众去做治疗。几乎可以判定,去年的电影《非诚勿扰2》的编剧们亦是黑色素瘤疾病营销的受害者,在对疾病无知恐惧的潜意识支配下,他们创作的作品成了一个恐怖效应放大器,彻底击垮了民众脆弱的心理防线。

绝大多数人身上都有痣,但人类依然旺盛地繁衍至今。我们不否认某些痣会发生恶变，但是这个几率确实很小，比买彩票中大奖的可能性略高一些而已（即便转为恶性黑色素瘤，依然有可能通过早期治疗彻底根治）。过度的担忧，会让你从"生理未病"转到"心理已病"；而不适当治疗造成的刺激与复发，更会增加痣恶变的可能。

已经受到惊扰的民众们，怎样正确地处理自己的痣？我的建议，最好就是要尊重"痣的权利"，真的做到"非诚勿扰"。

"非诚勿扰"要求我们目标专一，切忌"博爱"：不同类型的痣恶变几率不一，我们需要重视的仅是一些特殊部位的痣和特殊变化的痣。手掌、足底、脚趾、生殖器、腰部等易摩擦部位以及口唇黏膜的痣，相对其他部位的痣，这些痣恶变几率高，可做预防性切除（用小沈阳的话说：这个可以切）。若痣出现短期内明显增大、颜色变淡或加深发亮、表面有破溃结痂、附近的淋巴结肿大、周围出现一些卫星样小痣等情况，要及时就医（这个真的要切）。

"非诚勿扰"要求我们放下包袱，果敢"出击"：很多人被痣所累，心理负担极大，反复就医。说句实在话，单凭肉眼是极难百分之百断定痣有无恶变的，就算你拿枪指着医生的脑袋，他也说不准。与其这样朝思暮想地纠结，索性就到医院彻底处理了吧！不然真是要想出毛病来。

"非诚勿扰"要求我们诚心诚意，一追"到底"：祛痣的方式很多，手术切除、电灼、激光、冷冻、药物腐蚀等等。其中药物腐蚀由于并发症较多已被医疗机构淘汰，试都别试。而电灼、激光、冷冻均有一定的复发率，且易遗留瘢痕，仅适合于治疗一些较小的、浅表的痣。反复复发是祛痣的大忌。记住,对于痣,手术几乎是万能的!手术可以彻底根除痣,而且用美容线缝合伤口后,可以消除瘢痕。切除后,可以做个病理检查明确性质。对于怀疑已经恶变的痣,最好在切除之后立即做快速冰冻切片检查,当场明确性质。

其实,最重要的,"非诚勿扰"是要我们平和地对待疾病、尊重他人。经常有家长拖着未成年的子女到医院,要求医师去掉孩子脸上普通的痣,仅仅因为他们看着"不顺眼"。专业的医师会告诉家长:请孩子成年以后自己决定。

痣的心理很脆弱,经不起折腾,没事别问候自己的痣,也别随意问候别人的。

【实用居家男】

临下班了,发现裤脚的锁边线全散了。怒啊,晚上还有饭局,穿着拖地裤出门,岂不是坍我院的台吗?翻了半天抽屉,找出一包6-0的黑色带针皮肤美容缝线,还找到一把蚊式钳和一把眼科剪。开整!话说外科医僧都是实用居家男……

【鬼屋历险】

总觉得"鬼屋"神马的很幼稚。今在宋城,朋友盛情之下,只好进了鬼屋。一路艰辛。刚进去,就被个大老爷们从后面死死抓住,甩都甩不掉。他一听怪叫,就蹲地上、拽着我衣服,死活不走。我正气着,又被前面两个吓得扭头往回跑的中年妇女迎头撞上。最后我那可怜的外套上硬是拖着三个素不相识的人走了出来。

26   熊胆思维

郁闷微博:我亲戚生病,一定要去看个院士门诊,可是老院士已经不太出诊,几个月了都没有约到。

跟帖回复之一:没必要一定找院士吧,他的学生们一定也都很强啊。

跟帖回复之二:能找院士当然要找院士看,去托托熟人吧。

熊胆,已经是一个极具争议的概念了。

《本草纲目》等很多医书记载了熊胆的功效:具有清热解毒、凉心平肝的作用,用于治疗恶疮、痔漏、目赤翳障、黄疸等症。从古时候,熊胆就被描述为能治疗多种疾病而又难以得到的珍贵药材。与熊胆有着类似待遇的药材还有一些:虎骨、麝香等等。为什么熊胆能长久地受到追捧?

虽然国内的"现代医学研究"证实了熊胆的多种疗效,但我更愿意相信,熊胆之所以能带上光环,主要还是历史原因。古时候,人类真正能够有效治疗的疾病寥寥无几,医家在诊疗过程中更多的在使用一些心理策略:对于没办法治好的某类疾病,医家最为明智的选择是,将面对疾病时束手无策的原因归结于不能获得某种珍贵的药材。这样做确实不错,既可以免除医家的责任,又能给病家一丝念想和希望。而珍贵的药材一定要有着如下特性:被描述为能包治百病、难以批量获取,无法成为常规用药。

久而久之,在医家不断熏陶之下,社会就形成了这种依靠珍贵药材的噱头,对无法医治的疾病进行心理安慰的"熊胆思维"。须知道,"熊胆思维"的成功体验,是在特定历史条件下,多方面因素微妙平衡的结果。

这些年,耳闻了医务界不少奇特的"先进典型"的事迹。有关部门的初衷挺好,想要治愈特殊时期行业中的顽疾与绝症。但他们给出的药方,却是一剂剂的"熊胆":听得到、摸不着。那些"先进典型"中,有的不顾亲属生死、抛家弃子地为别人服务;有的经常拿自己身上的"天然材料"补给病人。这些"事迹"已经触及了基本的伦理底线,负面影响几与活熊取胆无异。

这些天,我们都在谈论被胆道造瘘的可怜的熊,想着它们要是会说话会表达该是怎样的凄惨情景。任凭想象力再丰富,大概也不会相信,某天有一头熊高喊出"为了人类战胜疾病,请抽取我的胆汁吧!"这样的言语。

平时总会碰到介绍来的朋友,指明要找院士看病。我告诉他们:没有必要,只要是在院士带领的那个专业科室看病就可以,能保障你们诊疗的,不是某个神奇的个人,而是一整套完善的诊疗常规与流程。

认真翻阅了医学史,毫不惊讶地发现:世界上,有很多民族,从没吃过熊胆,也没有灭绝,甚至,还很强大。

【退号】

很多医生坐门诊时会遇到这样的情况：根据患者的情况，既不需要辅助检查，也不需要药物和手术，仅作以解释和建议即可，于是患者要求退号。他们的理由很简单：没开药也没手术，凭啥收钱？医生的劳动价值很大程度上体现在临床思维和判断中，并不总在药物和手术中。可惜，民众不太清楚这一点。体制使然。

【福州路】

福州路，民国时的青楼一条街，许多热血青年在此流连忘返。后来变成书店一条街，依然吸引热血青年。1990年代我大学时，很多男生最喜欢到外文书店，因为此书店三楼美术书店有人体摄影书籍……我特看不起他们，我去四楼的日文原版书柜，那里人很少，不过有不少日文成人刊物。我不懂日语，但懂图片。

27　　血迷城

郁闷微博：姑妈住院要做大手术，可就是因为血荒，手术时间一直定不下来。

跟帖回复之一：可能要你们家属去血站先献一些，才能对号入座地给你们一些血，我一个朋友手术用血就是这么解决的。

跟帖回复之二：好像也可以雇人装你家属去献血的，不少医院周围都有"血头"在转悠。

2012 年，北京和上海"不约而同"地判决了非法组织卖血案，略微地缓解了"血荒"笼罩下人们的烦躁情绪。不过，可以料想，"血荒"的局面得不到根本扭转的话，这些治标不治本的措施带来的"疗效"会瞬间蒸发。

65 年前的 1947 年 9 月，旧上海的警察端掉了 5 个从事贩血买卖的"输血服务社"，不过如何处理，却是伤透了脑筋，因为民国时期根本就没有"非法组织卖血罪"的相关条款。这个事件引发了社会关注，舆论讨论热烈。当时的《现代妇女》杂志中的一篇文章写道："在目前的商品社会制度里，有的职业找不到，物价天天涨，嘴巴要吃饭，那么有的人卖命当壮丁，有的人卖血找服务社，有的人卖肉当妓女……社会制度不完善，这种不合理现象会不断发生的。"

直到新中国成立后,输血服务社依然长期存在,甚至处于半合法状态。1954年,长期在上海从事贩血的"新中国同人医务助血团"跑到温州开设"分站",温州市卫生局很困惑地请示浙江省卫生厅:助血团是否合法?浙江省卫生厅在答复中写道:"对于此类输血组织的处理,仍以采取教育的方法,劝其自动降低手续费并应照顾输血者的健康",因为"不能扩大志愿给血者范围"。同是在1954年,上海淮海路上的"益生助血社"在迁址后,立即给上海市卫生局写了书面报告,说明当时的输血社还是在政府的管理监控之下合法存在的。

从1818年第一次开展人—人之间输血获得成功以来,近两百年中,医学家们先后解决了血液配型、输血工具、血液保存等关键问题。不过那些医学家们想不到日后的贩血与"血荒"。很多时候,社会科学问题比自然科学问题麻烦得多。

这一两年,关于血荒的成因辩论得非常激烈,归纳起来,各家谈到的主要原因有:有关行政管理部门不重视采血工作、临床不合理用血大量增加、民众对采血机构的不信任,等等。一定会有人问,那贩血、卖血能持续到今天的原因是不是也一样呢?

其实,最适合回答这个问题的人,就是那个写了《许三观卖血记》和《活着》的余华。让余华流着泪告诉你,为啥许三观卖了11次血、为啥《活着》里的有庆会被抽血抽死……

【饥荒与牙膏】

《1942》上映了，讲个故事。我爸兄妹共五个，奶奶最大的功劳就是在"三年自然灾害"时没让一个孩子饿死。我爸说：小时候要是能吃饱，他个头儿还能再高点。村子旁边有铁路，饿得不行的人家就扒火车往外走。没干粮，火车运啥就吃啥。有个人运气不好，上了趟运牙膏的火车，吃了三天牙膏，回来后一辈子不肯刷牙。

【父亲节】

父亲节到了，说点啥呢。父亲6岁的时候，我爷爷就去世了。没有自身参照，父亲是在摸索中给予我父爱的，容易给得多一些。1979年，他来上海进修，随身带了张我的照片，放在钱包里，天天看，直到一次乘公交钱包被掏走。他从上海给我带回的礼物是一双很时髦的儿童凉鞋，而我是土老帽儿，死活不好意思穿到学校。

28　　医院的"火车站生态经济"

> 郁闷微博:前几天带孩子去看病,儿科专家号全满了,最后花了三百块从黄牛手里买了个号,看病的时候,老专家一听这事也气得拍桌子。
>
> 　跟帖回复之一:我老家的亲戚去医院也没挂到专家号,结果被医托骗到小诊所里,花了几千块钱买了一堆保健品。
>
> 　跟帖回复之二:没天理啊,难道国家就管不了这些人渣?

找坏蛋,到车站。

在很长一段时间里,火车站及周边地带成了几乎每个城市最为脏乱和罪恶的地方。在那里,每天上演着各种古老的骗局,熙熙攘攘的人群,会吞噬你所有的尊严。而支撑着这一切的,就是那几乎带有人类文明严重倒退色彩的"火车站生态经济"。

目前的大型医院及其周边地带生态经济,也和火车站差不多了。

就像春运期间的火车票一样,大型医院的专家号也是一号难求。就像总有一些人在整天鼓捣火车票一样,也有一些人整日在鼓捣专家号。不过这些人在生态经济中所处的层面并不相同。

费孝通先生认为,中国传统社会是一个熟人社会,其特点是人与人之间有着一种私人关系,人与人通过这种关系联系起来,构成一张张关系网,这是"熟人经济"的基础。在医院工作,平时总要有熟人介绍病人来看病,其实这很正常。但是现在,低级社会信任和资源匮乏,自然而然地诱导出另类的"熟人医疗"。

大城市中,每个同乡会性质的商业圈子中,总会有几个在医疗教育领域有着众多"资源"的人物。每当圈子里的朋友要求医问药之时,他们常常会很热心地"牵线搭桥",在极短的时间就联系到相关医院的重量级专家。而他们几乎从来不要任何"直接感谢",他们的回报会体现在日后的商业过程中。

每家大医院里,还总活动着另一批"神通广大"的人物,他们的社会层面比上述"同乡会"中的核心人物们要低很多,他们通常是由于各种原因被医院辞退的人员,不过他们会很灵活地利用先前的"人脉","日常工作"就是领"熟人"看病,从中直接牟利。在某些地方甚至形成了以这类人员为主体的"看病服务公司"。

其实,"看病服务公司"其社会层面就"赤裸"到与终日游荡在医院的号贩子无异了,已不再属于"熟人经济"的范畴。他们根本就是医院"火车站生态经济"中的"黑色经济"成分。

从江湖道义上讲,医院"火车站生态经济"中的"黑色经济"圈里,工作也分三六九等。忙碌在挂号处周围的号贩子、忙碌在门诊门口的非法日租房拉客者、忙碌在血库门口的"血头"、忙碌在停尸房周围的殡葬推销者,与他们的火车站同行们一样,都还算是"拿人钱财替人办事的"。至于那些通过散发小广告或伪装成就诊者,欺骗患者去医院周边合法及不合法的诊所和药房消费的医托们,还有,那些怂恿老头老太们用医保卡配药并进行倒卖的药贩子们,则是彻彻底底的"人渣"。不过需要注意的是,"黑色经济"中的从业人员,常常兼顾多种不同江湖道义层面的"工作",甚至常常客串小偷,直接干些偷摸救命药、救命钱的勾当。他们之间也常常因为划分地盘的问题,上演残酷的全武行。所以,进入这个领域的人,基本上已无任何伦理观念。

在这些"黑色经济"的点缀与装扮之下,在我们这个卫生资源愈显"紧俏"的国度里,大医院的景象常常就像是旱季的非洲:成群结队的动物们聚集到小小的水塘,不少滴水未进的动物就在这水塘边被豺狗们拖住,被秃鹫们啃食,成群的苍蝇挥之不去……这就是,特色的,医院"火车站生态经济"。

【硬通货】

中午翻箱倒柜地找证书时,发现几张上医大的食堂饭票。当年,这种塑料的大学饭票在一定区域内是硬通货,街边小店里可以流通使用。我曾试过,上医的饭票,最远到徐汇区大木桥路的杂货店都可以使用。我一直很想搞清楚的是,这种饭票的发行,对区域金融状况有影响么?

【煤】

以前冬天北方家家户户生煤炉取暖。一到冬天,单位除了发大白菜还发煤。煤的质量很有讲究。小学二年级时,我和同桌天天打架,他用剪得尖尖的指甲抓我脸,我也抓他。有一天他戴个大口罩来上学,我扯他口罩准备动手时就愣了:他满面伤痕。原来他在家生炉子时,煤中夹杂的石块烧炸了。你看煤的质量多重要!

29　　微博插队

郁闷微博：我一个亲戚得了尿毒症，需要做肾移植，一直在排队等肾源，急死人了，怎样才能快一点啊？

　　跟帖回复之一：让你亲戚上微博求助呀，说不定哪个领导看见了，干预一下就能快点。

　　跟帖回复之二：对呀对呀，找个大"V"转发一下，影响力更大一些。

　　网络原始时代的微博，越来越像一个凸面的哈哈镜，有序的、无序的社会关系，统统都映在其中并被扭曲着放大，很多在现实社会中刻意回避、隐讳的细节暴露无余。也恰恰是因为这种社会化媒体的放大，让很多人看到了谋取自身利益的曙光。很多在现实中不方便做的事情，在微博上却大行其道。

　　由于各种原因造成的器官来源紧张，导致中国等待器官移植的患者中，仅有少数能完成移植手术。令人焦躁的排队等待以及进展的病情，让很多患者动起了脑筋。这半年来，微博上就冒出不少"求肾、求肝"的有着器官移植诉求的求助帖。

　　这是典型的插队。

　　任何公共资源极度紧张的时候，最最公平的做法，便是讲求

"先来后到"。不应该在各种影响力下开后门。道理很简单：大家都是重病号，凭什么你要在我面前先做移植？一边排队去！

除了天经地义的"排队理论"，还有另外一个理论支撑着我们的观点。那就是"急诊批量就诊原则"。熟悉急诊医学的都知道，如果医院同时接收了大批意外事故的伤病员，一定不能只顾着抢救叫唤得最响的人——起码他还有力气叫，其实那些不吱声的伤员往往已经处于休克昏迷的状态，更需要优先就治。现如今，一部分人先"微博"起来了，而那些没有上微博的群体，怕是连接触社会化媒体手段的能力都没有。

话虽这样说，但在我们这个特别信奉"会哭的孩子有奶喝"的国度，微博"插队"总能屡屡成功。究其原因，除了正统救助体制的效率低下之外，各种行政首脑的不淡定亦是主要原因。

七年前，由于长期排队预约不上"紧俏"的国民医疗服务机构的牙医，一名年过六旬的英国老妇，亲自动手用一把老虎钳拔掉了自己七颗坏牙，事后，这名老妇在电视台直播节目找到当时的英国首相布莱尔讨说法。布莱尔耸耸肩："我没法一下子造出那么多牙医……我总不能强迫私人诊所的牙医提供减免收费的国民健康服务吧。"在这个问题上，布莱尔的表现可圈可点，他没能力改变资源紧缺的现状，但至少维护了社会的公平。试想，如果这事出现在我们的微博上，早就有行政官员指令某医疗机构以"最快的速度"为病人安排"最好的医生"，以消除"恶劣影响"云云。

很多人大概会对周星驰经典影片《唐伯虎点秋香》里在华府门前比试"谁更可怜"的搞笑镜头印象深刻。如果万能的微博成为个人的"插队机"，那么要不了多久，我们就会在微博上看到一幕幕类似的场景。

如果不能有序地表达痛苦，我们会变得更痛苦。

微语录

【炸鸡验票口】

看到网上关于帝都"首毒"的 N 多吐槽，与朋友争辩说，北京还是有可爱之处的。他让我举例说明，除了烤鸭和炸酱面之外。我想了半天说，北京地铁便宜，"2"到底。其实，我觉得，上海地铁也不错，只是广播要改进，上海地铁到站后广播里那句："请通过炸鸡验票口（闸机验票口）"特不健康，好像被肯德基买通了似的……

【坚持】

住院医生跟俺诉苦。除了安慰，能告诉他的只有"坚持"。当年和俺一起进医院的，主动、被动离职的已经走掉了大半。住院医师是种修行：曾天天晚上泡在外科病房，就为能开台阑尾，好不容易来一个，结果被上级医师轰下来；曾连值了六年除夕的班（值班费五元），第七年终于初一值班，结果还遇上病人跳楼。

30　网络鸡血

郁闷微博:看到湖北的"高中吊瓶班",偶压力山大!我女儿明年高考,是不是也要补一点吊瓶啊。

跟帖回复之一:我儿子今年高考,我也在想吊瓶的事情。总不能让自己的孩子"输在考试前"吧。

跟帖回复之二:你们两个正常点好不好,这么变态的事情也想跟风?!

历史落进当下,会导致一些不同的情感体验。总有那么一些事情,我们感觉很远,而父辈们却感觉很近。"打鸡血"就是这样的事情。

如今的各色青年们在微博上戏谑着使用"打鸡血"这个热词,以表达自己某种兴奋情感的时候,并不会细想这种曾在中国大地风靡一时的保健疗法何等可笑与可怖。他们可能也不会想到,如今的我们还在不厌其烦地重复着这类荒诞无稽的游戏。

荒诞的事情,总有一些美好的初衷。在并不太久远的五十年前,抱一只小公鸡去医院,请医生抽出鸡血注射到自己体内,这样的行为并不会招致任何鄙视。"为了健康",这目的足够高尚。何况当时确实是缺医少药。前阵子,微博上风行一时的治疗鼻炎偏方——"牛奶炖香菇"的出现,也有些无奈的味道在里面:治疗鼻炎确实没什么好办法。我们这个时代,医学依然不是万能的,老百姓们"自己动手、丰衣足食"地寻觅些长寿之道,也无可厚非。所以,媒体除了启动"谣言粉碎机"辟谣之外,找不出牛奶和香菇的任何道德缺陷。

不过,一旦有人开始考虑健康以外的利益问题时,荒诞的事情就会变得邪恶起来。当年,经过反复地论证,卫生行政部门得出了"鸡血疗法"不安全的结论,一度明令废止。被触及了利益的个人,立即利用当时不正常的政治气候进行了疯狂渲染和反扑,随即引来无数跟风,"打鸡血"在全国范围内达到高潮。这些天,湖北的"高中吊瓶班"成为微博热点,大家都隐约觉得这事有些违背伦理。确实是这样,已经超出了健康的范畴:为了功名,争先恐后采取非自然的干预手段。那悬满吊瓶的教室,与奥运会不成熟时期那丢满兴奋剂小瓶的赛场卫生间,别无二致。如若再有些商业利益的影子,便更是邪恶透顶了。

其实,人们总是在不知不觉中走入荒诞的。五十年前,在没有任何现代化的信息技术辅助的情况下,就是通过邻里间阿姨与大妈的唠嗑,打鸡血迅速风靡全国。现代的童鞋们总以为,科技与信息手段的发达,能成为阻隔荒诞的防火墙。事实却恰恰相反。

现世的人们虽端坐于互联网前,智商及欲望却与五十年前的阿姨与大妈们无异。更为重要的是,人们充满寄托的网络,并不具有天然的甄别信息的功能,至少在现阶段,依然需要人脑进行综合判断。更糟糕的是,网络对虚假信息或小概率事件的放大效应,远超婆姨之间的口口相传。不是吗？一则麦克风漏电杀人的讯息就能导致全国的麦霸们崩溃。

因此，网络上调侃着"鸡血"的你，或许，正在打着鸡血。

微语录

【畸形微城市】

很多人玩过"微城市"游戏，造房、造城。游戏里提供了建设社区需要的元素：住宅、学校、警察局、医院、商店甚至婚介所。但没教堂或寺庙。宗教信仰在社区和谐中有多大作用？我们不知道。只是企图用学校、医院、警察局去替代，喊着"工作要靠前一步"，承担着无限责任，结果却一塌糊涂。

【羊腿】

有次坐门诊，一个农村老头用麻袋扛了条羊腿来，说是现杀的！确实很新鲜，麻袋一放，诊室里就是一地的血。后面的病人推门就愣住了，说：医生，你在门诊直接开刀啊？我当时差点就给那老头跪下了：求你扛回去吧。

31　"心"面孔

郁闷微博:我的双眼皮做过两次了,而且是去大医院做的,但总是不满意啊! 问题是整形医生还说效果很好,真不知道他们的脑子怎么想的!

　　跟帖回复之一:我一个表妹的鼻子做过四次,她一直不满意,可我觉得还不错啊。你的双眼皮好像也还好啊。

　　跟帖回复之二:在你去做第三次手术前,建议看看心理医生吧。

　　如果把普通外科、泌尿外科这些传统的外科专业比作成年人的话,整形美容外科就是个小屁孩,不但技术方面处于"蹒跚学步"的状态,思想上也更是幼稚得很,许多基本问题都还没能想通。

　　人们到底为啥整容? 单是这个问题已经扯了近百年。

　　1948 年,上海《妇女》杂志刊登了一篇文章"化丑为妍的整容院",除了详细介绍各类美容手术之外,还列举了各类整形动机。六十多年过去了,现在的整形动机与当年还是"一样一样的"。有的求美者是为了让自己看起来年轻一些、青春永驻,比如想做拉皮手术的;有的求美者则是因为某种容貌缺陷,造成自卑,比如想做隆胸手术的;有的就是追求时髦,比如想做双眼皮、垫鼻子的。这些动机都还算是比较正常。而有些整形要求就显得"过度社会化"

了一点，比如说觉得自己的鼻子不够"旺财"、觉得自己颧骨"克夫"什么的。还有一些患者自己根本没主意，就是单单因为他人的原因才要求手术，整形医生经常会听到"我男朋友让我来做双眼皮"、"我同学觉得我眼睛没神"之类的诉求。

复杂的整容动机背后，是更为复杂的心理。

20世纪上半叶，学者们开始对整容心理学进行研究。当时占主导地位的意见是，对容貌的关注以及求术动机本身就是一种神经症的表现。说得通俗一些：当时认为，但凡有整容要求的人，脑子多少有点不正常。按照这种假设，整形医生就是一拿刀的精神病科大夫。这样的观点显然不具备生命力——打击面太广：所有求美者都被描述为疯子。而且，也没什么整形医生同意把自己的整形诊所作为疯人院来看待。1950年代，人们开始改进研究方法，采取更为科学的对照研究，并得出新的结论：美容整形求术者仅有轻度或根本就没有精神障碍。这个结论对于患者和医生都是皆大欢喜的结果，但依旧粗糙。之后，学者们对整形美容心理学做了更为细致的研究。

1975年，Reich把整容患者的人格分为五种类型。忧虑型：优柔寡断，表面上看与医生特别配合，实际上顾虑重重。依赖型：非常依赖周围的人，自己的情绪完全被周围人对手术的评价所左右。情感型：能充分地表述自己的想法，思想活跃而不切合实际。偏执型：对自己的缺陷往往夸大，常常怀疑别人、易激怒。分裂型：胆怯、害羞，缺乏表达自己思想的信心和勇气，对手术效果缺乏自信而难以满意。

Reich的分类至今仍被广泛认同,这一标准为医生判断手术预期提供了重要的参考价值。现在的观点,虽说大多数求美者的心理状态处于正常区间,但有着精神心理障碍的人也不少。其中一类较为严重的是"躯体变形障碍"。这类患者对容貌缺陷有明显的偏见,对轻度的容貌缺陷表现出过度的关注,实际外貌缺陷和由此产生的压力不相称,严重影响着工作和生活。对整形医生来说,辨别这类患者非常重要,因为他们永远不会对手术效果满意。

而从患者的角度来讲,也有很大启发:如果你一天到晚对长相不满意,是不是考虑先去看看心理门诊?

面子的问题,常是里子折腾出来的。刀划在脸上时,却不一定能整进心里。

微语录

【重大理论】

通过对中国最强大的两个朝代秦朝和唐朝的主流审美观点进行研究,专家有了重大发现。秦朝的兵马俑都是单眼皮,唐朝的仕女俑都是丰满型,因此,最能代表 21 世纪强大中国的审美标准就应该是:单眼皮加丰满。

【阳光】

在室内上网累了,果断决定,到室外上网!在公园的长椅上晒着太阳,一抬头发现几个古稀老太在旁边眼巴巴地盯着俺。不是吧!俺这么大魅力啊……随后发现她们是看上了俺的长椅可以晒太阳。让她们吧,收拾行头,挪到旁边阴凉的椅子上了。

32　　审判包皮

郁闷微博:儿子在小学里体检,说是包皮过长,我拖他去做环切,这家伙大哭大闹、死活不肯,真是气死了。

跟帖回复之一:以后让你儿媳妇揪着他耳朵去做环切吧! 我表弟就是被他女朋友逼着去做的。

跟帖回复之二:包皮过长一定要做手术吗? 听说,只要能常洗澡、保持局部清洁,也可以不要切。

很多年来,在很多文化中,包皮一直被判处死刑,但它的罪名却不统一,并总是变化。非洲的原始部落中,割包皮是成人仪式的重要部分。包皮就像是祭祀仪式中被宰杀的牲畜,成为一份迈进成人社会的"投名状"。

宗教赋予了割包皮更多的内涵。在犹太教的传说中,割包皮被描述为是上帝与亚伯拉罕定下的契约:"你和你的后裔,必须世世代代遵守我的约。你们所有的男子,都要受割礼。"

不同的宗教教义中,包皮有着相同的罪名:不洁或不净。割除之后,则能获得尊严与责任。与此同时,由于宗教的因素,包皮话题也提升至哲学层面。耶稣是否割过包皮,以及那被割下的"圣包皮"应在何处,都曾是极其严肃而又争议极大的宗教议题。

不过,随着社会的发展,人们开始更多地从自然层面解释包皮的"原罪"。几百年前的欧洲,曾把割包皮作为防治手淫的重要措施。进入 20 世纪后,割包皮更被看作改善生殖器卫生的有效方式,而且是改善男女双方卫生的有效方式。到了二次世界大战时,割包皮则披上了更为阳刚的色彩——包皮环切术成为美国军队在二战中做得最多的非战争相关手术。在 1942 年至 1945 年间,超过 15 万名士兵或军队服务人员由于包茎、包皮过长或阴茎头炎住院手术。

当然,即便包皮一再被描述得十恶不赦,也总有辩护的声音。

辩护是基于一个假设——那么,如果卫生条件改善了,还有必要割包皮吗?

对这个问题最为困惑的,大概就是美国儿科学会。1970 年代,开始有观点认为,完善的卫生条件下,包皮环切对健康不再有好处,还可能给儿童带来心理创伤。1971 年,美国儿科学会明确认为不再有必要对新生男孩进行常规包皮环切。而当 1980 年代学者们报道未行割礼的男婴患尿道感染几率远高于割礼的男婴之后,1989 年美国儿科学会开始骑墙,认为包皮环切"有利有弊"。此后,该学会的态度又曾反复。

不管说好说坏,总要有科学依据。让我们来真正审视一下包皮,看看它是否真的可有可无、是否真的天生邪恶? 其实,我们也只是在近半个世纪里,才真正开始认识它:包皮与阴茎头能很好地贴在一起,起到覆盖保护作用;包皮是正常性功能所必需的原始的唤起情欲的组织;包皮边缘富含机械受体感受器,阴茎头则富含游离神经末梢,两者复杂的交互作用是正常性行为所必需的。可以说,如果研究到这里为止,似乎可以"刀下留皮"。

然而,最近十多年来关于艾滋病的研究又把包皮推向了绞刑架。世界卫生组织和联合国艾滋病规划署明确表示,包皮环切对控制艾滋病蔓延具有重要意义,是预防男性通过性行为感染艾滋病病毒的一种补充策略。他们的理由很充分:包皮中富含极易被艾滋病病毒攻击的靶细胞;包皮的内板黏膜在性交过程中容易损伤,从而变成病毒入侵的"门户"等等。

包皮是否有罪?是否死罪?估计在这个星球上还要长时间争论下去。一般说来,争论也总是代表着进步,没什么不好。不过,争论并不等同于无序。同一种文化下,总还是要有些相对统一的标准。

这就对扮演着法官角色的医生提出了更高要求:若是藏污纳垢的包茎不去割,只割些可以有效清洗的包皮过长,那就很扯。你说是不?

【老友记】

十几年前在某妇产科医院门诊实习，带教老师让我尝试单独坐诊。一病人扭扭捏捏地主诉完症状，又小声说："我老朋友来了。"我很不能理解，心想："你看病带朋友来，不关我事吧?"结果，妇检时一塌糊涂。俺被老师暴骂，至今对"老朋友"三字过敏。呼吁教研室考核该名称解释，消灭俺这样的小清新。

【春晚】

笑话一则：某学术机构做一项"新民俗"调研。在北京随机打1000个访问电话，询问"您在春节期间最喜欢做的事是什么?"前999个受访家庭都回答"吃饺子、打麻将、骂春晚"。第1000个家庭的男主人回答是"吃饺子、打麻将"，研究者很奇怪地问了句"您不骂春晚吗?"对方沉默了一会说："我是李咏……"

33   球激情

　　终于打架了。俄罗斯和波兰的球迷打成一锅粥。

　　有人调侃说,对精彩的大型国际足球赛事而言,点球、红牌以及大规模骚乱的点缀一定是必须的。欧洲杯进行到第五个比赛日,这些东西就都备齐了。

　　如果说点球和红牌是裁判控制的,那么足球骚乱的发生又是由谁决定的呢?

　　学者们发现,足球骚乱的基础或许来自人类本身的"原罪"。社会心理学有一种观点,认为人具有与生俱来的攻击性,这是一种保护自我存在的必要条件。在条件许可的情况下,这种攻击性必然显现。

　　从心理学角度,学者们把球迷骚乱的发生发展分为三个阶段:

潜伏阶段、激发阶段和爆发阶段。球迷大都带着一定的情感倾向去看比赛,球队的输赢牵动着他们的心。球迷的心态随着比赛在变化,感情和情绪也在不断被激发,工作和生活中的任何不愉快都可能会在球场看台上发泄出去。这就是潜伏阶段。这一阶段已埋下了骚乱的种子。在人群密集的体育场内,感情上的共鸣,会以循环式和链锁式的形式进行。比赛中处于兴奋状态的球迷自控能力因周围环境的影响和比赛气氛的引动而削弱,时常因为一点微不足道的小事,共鸣就在情绪激动中加剧,行为也在激动中升级。此时处于一种激发升温阶段。之后,处于爆发阶段的球迷们,心理就彻底失控了。所有感情都涌到一起,在工作生活中遇到的各种不公平、遭受的各种屈辱感撞击着球迷的神经,他们的意志已服从于情感。在过激的球迷影响下,其他球迷群也产生"从众心理倾向",局面一发不可收拾。

其实,对于球迷们的骚乱,整个世界大多持以看热闹的心态,不会太过惊讶。这是有原因的。人类学家罗雷兹认为,体育的基本功能是使侵犯性冲动得到释放。按照这个观点,体育就是一对抗性极其激烈的活儿,台上的演员打来打去的,台下的观众打打架,偶尔发泄一下也是很正常的。

但是,当这样的情况出现于其他领域,那就很不正常。

现今的部分激情式"医闹",已经演变得类似球迷骚乱了。很多患者到医院看病之前,就已是一肚子不满:高房价、高学费、高油价,见谁都想骂。这个是潜伏。到了医院,一看到"漫山遍野"的人群,上厕所、上电梯都排队,情绪就已开始"升温"。而一旦出现医师态度不好,或者有医疗不良结果,那么就彻底爆发,没钱买房、没油开车,一股脑地彻底发泄。每一种群体性过激,都有复杂的社会心理因素。单纯而激烈的宣泄之后,则常常无谓输赢,剩下的仅是一地鸡毛。

微语录

【示教】

上午查房时,发现了一个存在了许久的问题。有的医生在谈论不同部位的疾患和手术时,下意识地在自己身上比划。如果是腹部脏器或四肢倒还好,但是涉及乳房或会阴等区域时,极为不雅,尤其是女医生。医生应该从学生时期就培养优雅而专业的医学工作交流方式。

【看球】

看球最爽的记忆都在大学里,那时常常在熄灯后私拉电线看球。1995年女足世界杯,中国对瑞典那场安排在半夜,因为第二天一早有考试,我们寝室都睡觉就没看。而楼上的高年级学生们都发了疯,每进一球就摔无数酒瓶。我们躺在床上数着瓶子,在第一时间知道了比赛结果。5:4,整场比赛一共进了9个球。

34　　微骚博扰

郁闷微博:我一个远房表妹,三十多岁还没结婚,每次问她,她都很烦躁,说根本不想结婚。

　　微博跟帖之一:我觉得没啥,你要尊重人家不愿意结婚的权利啊。

　　微博跟帖之二:一直这样子有抵触情绪的话,还是让她看看心理医生吧。

　　端午节小长假期间,上海滩最吸引眼球的八卦新闻,就是"我可以骚,你不能扰"——由两位蒙面女孩在地铁里表演的行为艺术。好事者旋即陷入一场"先有清凉,还是先有色狼"的争论之中。

　　其实,若要争论得深刻并学术一点的话,得先问句:只有你可以骚吗?

　　现代词汇中的"骚",含义与性吸引有关。而不论从动物学、人类学、还是社会学角度,一谈到"性吸引",总要落脚到择偶理论。

　　择偶理论的鼻祖是达尔文。他在1871年提出性选择理论,认为雄性动物无选择地滥交,而雌性动物"天性保守",不太主动与雄性交配,会选择交配对象。在达尔文理论之上,学者们又建立了性策略理论,认为在进化历程中,男性、女性为了获取资源或配偶而分别采取短期性策略和长期性策略：由于怀孕、生产及养育子女需要极大的投入，女性必须谨慎地选择具有养育子女能力与意愿的伴侣；但男性则尝试短期策略，希望拥有较多的短期性伴侣、希望和刚认识的异性发生关系。

按照上述理论，"骚"是那些终日都想入非非的雄性动物们的特权。30年前，有学者拿欧洲仓燕做实验，把雄性仓燕特有的美丽长尾巴剪短、或经粘贴变长。结果发现，尾巴增长的雄仓燕更易于获得配偶。这篇发表在当年《自然》(Nature)杂志上的无厘头文章似乎证明了达尔文们的正确。但事情远没那么简单，近些年，不同意见的声音越来越强。十年前，研究野生日本猕猴的加拿大学者发现，雌性猕猴会主动挑逗雄性猕猴，而雄性猕猴经常是在雌性猕猴首先爬到它们身上后才发情进行交配。此外，在很多其他物种中也发现了类似的情况。由此看来，事实上这个地球本质上"男女平等"，雌雄动物皆有"骚"的表现和权利。

接下来，我们再来谈谈"扰"。换句话，我很想说，这个世界上，从来就没有无缘无故的"骚"。

达尔文们的择偶理论没有获得广泛认同，因此进化心理学的学者们还发展出了诸如同类匹配、需求互补、择偶梯度等等理论，各有道理。不过上述理论有一个比较统一的基本假设：男女都针对择偶的偏好各自发展出不同的模块化心理机制。男性表现出对较年轻的女性的偏好，对女性面容和身材的关注。研究表明，腰臀比例较佳的女性比较差的女性更具有身体吸引力，同时人们也更乐于展示自己的优势。

这就可以扯到"透视装"话题上了。透视装是为了展示，而展示又是为了啥呢？不就是吸引"扰"吗？如今，不仅人们在现实中主动展示自己的魅力，不少人已经把微博作为形象替身，不断地实践研究如何利用社会化媒体吸引异性的眼球、博取"骚扰"。当然，是博取自己欣赏的"骚扰"。

有人跳出来说：我们就是坚决拒"扰"。那好，我们还是要继续谈心理问题。

进化心理学的择偶理论五花八门、至今没有统一，这是因为我们一直搞不清楚吗？有可能。但更可能的一种情况是，人类社会在变，择偶规律也在变。近年来，关于都市"剩女"的心理研究逐渐开展。目前得到的一些结论是，剩女表现出更为明显的社会孤独、情感孤独及急躁情绪，容易出现情绪、行为上的不适应。这种不适应通常表现为某种抗拒或苍白的否认。

话讲到这里，我的意思已经很明白了。如果你在都市地铁里穿透视装，而又一再否认自己强烈的目的性。那么，很可能与女权无关。你需要一个心理医生，以及一个老公。

微语录

【粉丝】

本来,我是为第20000个粉丝准备了精美礼物的,结果发现他是一个僵尸粉。这种感觉,就像是被一个小流氓夺走了初夜。

【肉元宵】

话说到上海近二十年,我唯一不能习惯的就是肉元宵。脑海深处总有个声音对我说:元宵怎么能放肉呢? 我觉得吧,肉元宵的起源,一定是当年有的人学包饺子学不好,就气得把包了肉馅的面皮在案板上揉啊揉的……

【包容】

这个时代的医学并不发达,甚至依然可以说很落后。很多医疗决定只能在事后才能评判恰当与否。面对生命风险,究竟是采取保险的冗余处理还是冒适度的风险? 常常没有明确答案。我们跳不过这个时代,所以,悲哀的我们需要相互包容。对医学的过高期望加上畸形的医疗体制,只能催生低层面的冲突。

【危急值】

今下午下班前,一患者在我院门诊就诊,医生开具相关抽血检验项目。患者抽血后离院。近18时许,检验科检出该患者一项指标为危急值,紧急上报。但该患者医保信息中所留电话为空号。遂根据患者居住信息联系了五里桥派出所,在该所民警大力协助下,及时联系上患者。患者已至急诊就诊。感谢派出所!

35　　医患

> 郁闷微博:*最近老是头痛,是不是该到医院去看看啊。不过我怕进医院,没毛病也要抽 N 多血、做 N 多检查,最后还开 N 多的药。我到底是去不去医院啊?*
>
> *跟帖回复之一:我看你还是去看看吧。不用怕,我到时候请个假陪你去,医生敢给你乱开药啥的,我帮你跟他们吵。*
>
> *跟帖回复之二:我表哥是医生,他说很多医生就是害怕漏诊误诊吃官司,才多开检查的,医生也给吵怕了呢。*

广东省卫生厅副厅长廖新波在自己的微博"医生哥波子"上发了句"唯告学子:要有尊严别学医",引发轩然大波。其实,同为医生的我,很能理解,这个"哥波子"只是借愤懑的形式表达了他的强烈期望——期望医患和平。现实确实不乐观,近些年,医务人员被严重伤害的事情几成家常便饭。试想,纵使医方在医疗中存在过失和错误,但罪大恶极的罪犯尚需一审、二审判决后才能正法,谁给患方的权力能把医生"就地执行"?

如今医患间的信任所剩无几。不过其他行业也好不了多少,今天你在网上发帖子骂了医生,明天突然发现自己也在被骂,因为你的超市在卖台湾饮料,或者你家属是城管。根据近期媒体和社会组织的民调,现在社会的整体信任度几近不及格。究其原因?

很多,不想说。因为行政工作的关系,我需要参与处理医疗纠纷。这两年波澜壮阔的场面经历了不少,也"享受"过为躲避殴打而朝窗外纵身一跃的待遇。不过很幸运至今没被打到过,心态也是越发平和,目前还不是很后悔选择医生这个职业。

我选择做医生,和父亲有关。父亲是内科医生,上医学院读书前,他在村里做过赤脚医生。读大学那年,全村人凑份子送他个礼物:一双皮鞋。儿时有记忆起,每个假期里,父亲都会带着血压计、听诊器以及我,从城里工作的医院赶回农村老家。祖屋前,老乡们会排起好长的队,让父亲这个"义工"忙到天黑。我的眼里,那是一种很温馨的信任感觉。原本一直在想,我这个"跳窗大侠"很难再体会这样的感觉了。

一个月前带医疗队去云南怒江进行巡回医疗,见到了在怒江上溜索行医的"索道医生"邓前堆。第一次见老邓,是在当地组织的"邓前堆事迹报告会"。报告的内容还是很朴实的,没有吹嘘这个怒族村医的技术有多少高明,而是淡淡地说了句:二十余年没有一起医疗纠纷。离开怒江前,医疗队特意去拜访了老邓在怒江边的村卫生室。那个贫困村寨的卫生室门前一座吊桥正在施工,以后就不用溜索了,老邓很高兴。与老邓话别,医疗队的车子开出五六公里后,一位队员才发现自己的遮阳帽落在医务室了。就在此时,一辆当地跑短途的小面包车追了上来,老邓从后座窗户朝我们挥着那顶遮阳帽。那一刻,我真的相信了:二十余年没有一起医疗纠纷。油然而生的就是,我这个繁华的大都市里怎么也找寻不到的那个已经模糊的感觉。很憧憬,在我们的人均 GDP 上升一个数量级后,我的职业生涯中能不断地输送和体味那样的感觉。

尘归尘,土归土,医生做回可爱的医生,患者做回可爱的患者。总有一种期待叫信任。

【风险告知】

有医生害怕术前谈话会吓跑病人。我们认为：确实有人被吓跑，但很少；被吓跑的病人恰恰就是医疗风险极高的：心理承受能力很差，或者极度曲解医学。同样，曾很犹豫是不是给医学生们讲医患纠纷的课，怕他们被吓得不做医生。现在想通了：大部分学生是坚强的，能被吓跑的学生总是会因为各种挫折离开医疗界的。

【拆线】

皇帝不急太监急，一个重度乳头内陷的白领女病人，在矫正术后一直玩捉迷藏，约定的随访根本不来。今天专家门诊她终于来了，笑嘻嘻地告诉我，自己拆线没拆成，才再来找我的。我晕了半天，问她用什么剪刀给自己拆，她说就一般的裁缝剪刀。God! 姑娘啊，你就不怕把乳头剪掉啊！

【非典记忆】

医生和患者共同的敌人是疾病。2003 年，非典最困难的时期。医院把所有医护人员分成若干个梯队。院长指指当时的 10 号楼说："这就是隔离的地方。第一梯队倒下、隔离，第二梯队上！内科医生倒下了，外科接着上！就不信治不了 SARS！"当时感觉很悲壮。

36   直面"那些事儿"

郁闷微博:我一看到那个用充气泵伤害小男孩的新闻,就气得不行。身体伤成那样,真让人心疼。

　　跟帖回复之一:希望医院能派最好的医生救治他。

　　跟帖回复之二:恐怕心理创伤也很大,是不是也要派个心理医生啊。

　　医学上,总有些进不了教科书、但医师几乎每天都在接触的事情。

　　当年我读医科时,在泌尿外科见习。一天,老师给我们讲授"膀胱结石"课程。他摸出了一个鸭蛋大小的膀胱结石标本给我们看,而后的一张 X 线透视片揭开了这块石头的成因——石头中央是一枚发卡。

　　泌尿外科和普通外科的医师们一辈子总要接触些奇怪的病例。我的那位泌尿外科老师从病人的膀胱和尿道里取出过各种人造物体:钢笔帽、电线、体温计等等。据说唯一的一次取出非人造物,是卡在一位老先生尿道里的鹅毛:由于羽毛无法逆行取出,只得在膀胱中"调个头"。相对于泌尿外科异物的"迷你",世界各地的普外科医生们从直肠里取出的东东都要强悍得多。几年前,台湾地区的同仁曾被穿孔手术中跳出的"异型"吓个半死,之后才弄清是男病人自己塞进屁股里的一条大鱼。

现在可以往自己身体里放的东西比一百年前多了无数倍,我们确实需要直面这个问题。对于这些五花八门的"异物"病例,医生们能够给出的较为统一的建议是:在放进去的时候,要先动动脑子考虑一下取出来的问题,另外,要有点基本常识,最好不要挑战人体的解剖极限,别老往自己肚子里塞太大的东西。

至于是否可以根据上述情况认定患者有心理或精神障碍,医学界的认识并不太一致。但是,要是去对别人做事,就是两码事了,很可能被公认为是一种犯罪。发生在山东的小学徒被塞充气泵的事件,是一次彻头彻尾的超级恶劣的儿童性虐待案件。而关于儿童性虐待,我们的国度也像对待上述各类异物的问题一样,多少年来一直回避着,对社会造成的伤害却是越来越大。

1962 年,Kempe 发表了经典之作《受虐儿童综合征》,人们开始重视儿童性虐待问题。这个地球上究竟发生过多少儿童性虐待事件? 没人知道。学者们一直试图进行统计推测,但各种研究的结果差距很大。1990 年代美国一项调查发现,18%的男性在童年受到过不同程度的性侵犯,而女性中则高达 40%以上。

目前在这个领域,意见比较一致的集中在心理研究方面。现在可以肯定的是,儿童性虐待不仅对受害者有相当程度的直接、急性的短期伤害,对受害者的心理状态和社会适应功能也都有长期的不良影响。受害者可能会出现焦虑、抑郁、多重人格、边缘人格、性功能障碍,甚至性暴力倾向。进一步的研究表明,受害者的精神心理问题严重程度与很多因素有关:由于认识发育水平的关系,年长儿童较年幼儿童更易受到伤害或伤害更重;躯体创伤程度越重,儿童心理受害程度就越深;家庭支持越少,受害程度就越重。同时,研究还证明,及时的治疗性干预能缓解和减轻受害者的心理痛苦。

由此看来,就山东的事件而言,情况很棘手。孩子的身体创伤很严重、年龄偏大、母亲早逝、缺乏家庭支持等等,都对心理创伤的预后带来了极大障碍,所以,及时而专业的心理干预治疗非常必要。此外,从两个犯罪嫌疑人的行为来看,我们亦有理由怀疑他们的童年是否有不良遭遇。

这个世界在性问题上的表现光怪陆离,但总还是有些规律。重要的是,我们的社会需要成熟起来,直面曾经羞于启齿的那些事儿。因为,这关系到我们每一个人。

祝愿那个男孩早日康复。

【换药之一】

上海市按大、中、小将换药标准定为 10 元、6 元、4 元,用 1 个甚至不到 1 个美元的换药费标准成功地侮辱了医学界。当我在门诊开出 6 元的换药付费单时,有病人掏出 10 块说:"医生,直接给你吧,不用找,不然还要排队付钱。"我苦笑着摇头:你去排队吧,这样我才觉得自己不像个叫花子。

【换药之二】

每次门诊,总有几个术后的病人说:"换药这么简单,我买点酒精自己换吧!"我会耐心告诉他们:换药中,相当部分的技术含量是医护人员对伤口的观察与判断。老老实实来医院换吧!

37　　奥运微情绪

> 郁闷微博:闺密的微博自从被她老板关注之后,变得中规中矩,以前那个张扬啊,特有意思。现在真没劲。
>
> 　跟帖回复之一:自打粉丝超过一千,我也开始端着了,没办法啊,这么多眼睛盯着你,情绪放不开啊。
>
> 　跟帖回复之二:老憋着多难受啊,不行的话开微群呗。

　　如果哪个制片人主动把自己的电视剧放在奥运会的档期,那他的脑袋一定是给枪打了。奥运天天有激烈、天天有悬念,电视剧根本没法比。

　　其实,对于很多人来说,网络时代的奥运会中吸引人的,不单单是刺激的竞技过程,还有运动员五花八门的情绪表达。

　　说到情绪表达,从来都是心理理论研究的重点。人类的情绪表达包括了语言、表情和体态。四十多年前,心理学家们提出了"情绪表达规则"的概念:"情绪表达规则"规定了"个体在什么情境下、对谁、应该表现出什么样的情绪,而不管个体内心真正的情绪状态如何"。也就是说,人们表现出的情绪不一定是实际体验到的情绪,内部主观情绪体验和外部情绪表达往往有差异。

那么,为啥人们要表达与自己心理状态不一致的情绪呢?肯定是有动机的。早期的研究把情绪表达的动机分为三种:首先是自我保护的目标,使自己远离烦恼和麻烦,并保持自尊;其次是亲社会的目标,为了考虑他人的感受;第三则是社会规范的目标,为了维护共同的社会规范和准则。后来很多研究又将亲社会目标和社会规范目标统一称为"社会定向目标"。

如果要做到上述情绪表达的目标,就一定要讲求策略。学者们归纳了四种人类最常用的情绪调节策略:弱化策略是指与真正的感受相比,情绪的表达在强度上减弱,例如当我们的情绪体验是极其愤怒时,但表现出来的情绪却仅是闷闷不乐;最大化策略则相反,尽可能地夸大真实的情绪体验;而平静化策略,是表现出和平时一样的顺乎自然的、或中性的面无表情的外部表情;掩饰策略则指个体用一种完全相反于真实情绪的表情来掩饰内心的真实情绪,例如我们在收到一个并不喜欢的礼物时,却表现出很惊喜的样子。

掌握了上述的"情绪表达规则"之后,我们就真正可以看得懂那一幕幕的奥运表演了。

韩国击剑女选手被判失败后,赖坐在剑道上,一把鼻涕一把泪。这样超级夸张的景象让人印象深刻。很显然,这位女选手激烈的情绪表达是出于自我保护的目的,采取了"最大化策略"。虽然没能达到进入决赛的目的,可也借此拿了个"特别奖"。另一位韩国选手朴泰桓,在游泳比赛中输给了孙杨。遇上这事,是个人都不会开心。而在颁奖仪式中,朴泰桓依然像大多数比赛中的老二一样，微笑着拥抱冠军孙杨，合影留念。毫无疑问，朴泰桓是出于"社会定向目标"，在情绪表达上采取了"掩饰策略"。尽管看上去就假得不行，也还是值得表扬，反正维护了奥运的规范和准则吧。

学者们更为深入地研究还发现，情绪表达规则有着很多影响因素，比如说个体年龄，比如说特定环境。"吊环王"陈一冰得了银牌，谁都知道他一万个不高兴，可他也依然微笑着向全场挥手致意。敢情啊，在全世界面前不能丢中国人的脸不是？而等颁完了奖，单独遇上中国记者，在自家人面前，眼泪那就再也忍不住了。但不管怎么说，28岁的陈一冰，表现依然可谓专业。至于21岁的孙杨，就要差得多了，虽说是双冠王，可毕竟年纪小，情绪控制不住，自从得了1500米金牌，就不知道当众哭过多少回。

有童鞋问，情绪表达规则是不是只在比赛结束以后有用啊？那可不是。近二十年，心理学家们提出了情绪智力的概念，专指为应付环境需要而进行情绪加工的能力。心理学家们还进一步指出，情绪智力是在工作和生活中能否取得成功的重要影响因素。看看女排比赛你就信了。先甭管自己实力怎么样，每赢一个球，场上队员又是跑圈又是击掌又是嚎叫的，那个得瑟啊，就是给对手看的。气死你，吓死你。

所以啊，当摄像机360度地拍着、当微博上把汗毛孔都放大出来，这个时代的运动员们走上赛场，默念的不仅是"更高更快更强"，很可能还加一句，"更逼真"。

【休整】

一退休老教授,身体已明显无法胜任坐诊工作,但仍坚持出诊,多部门劝说无效,今天只得下达停诊的行政指令。医务人员的工作积极性完全可以理解,但医生也是肉躯之身,生病一定要休息,既是对自己负责,也是对患者负责。我做住院医师时,一次发高烧还坚持去做门诊手术,结果就忘了给病人打局麻。

【值班综合征】

老早以前在科室做总值班时,带着值班拷机,经常半夜拷不停,有了"拷机应激综合征",大街上听见别人拷机响都会心跳加速。有次值班,拷机半天没响,很开心,结果被主任寻到暴骂,原来拷机坏了,所有急诊都找主任处理了。俺留下后遗症:现在做院总值班,只要手机一小时不响,就打给总机。

【传真机】

深更半夜的,办公室的传真机经常在这个时候吐出一些垃圾广告传真件。NND,想吓唬我是吗?有本事吐一张"我就在门外……"的传真给我看看。

38 "微伤害"与"微治愈"背后的情绪智力

> 郁闷微博:心情不好的时候看微博,结果越看心情越不好。
>
> 跟帖回复之一:你专挑负面新闻看,当然心情不好,再说,看看你关注的那帮都是什么人哦。
>
> 跟帖回复之二:看了不开心,实在不行就关微博呗。

我们这一辈子,总是要与伤害和治愈结伴而行,有时它们两个先后出现,有时却又是同时冒出。总之,周而复始。

现在,让很多人非常困惑的是:微博给我们的心理带来的究竟是微伤害,还是微治愈? 谁在掌控? 其实,最终的决定权很可能还是在我们自己的手中。

1986 年,Payne 在他的博士论文《情感研究》中讨论了"情绪智力"的问题,不过他自己也没整明白这个概念到底是啥意思。真正开始对"情绪智力"进行系统研究的,是美国耶鲁大学的 Salovey 和新罕布什大学的 Mayer,他们俩在 1990 年联合发表了名为《情绪智力》的文章,对"情绪智力"进行了系统论述。随后情绪智力方面的研究得到迅速发展,情绪智力这个术语也得到了广泛使用。

大部分人把"情绪智力"和"情商"当作一回事,于是,很多具有"强烈时代责任感"的愤青专家跳起来对两个概念进行分解辨析。这两个概念确实不同,不过,混淆了也没什么大问题,就像是你把一只土拨鼠说成是老鼠,那又怎样? 反而易于信息的传播和理解。

情绪智力是一种能力,一种认识情绪及利用情绪的能力。Salovey 和 Mayer 在多年的反复修正之后,将情绪智力定义为"准确地觉察、评价和表达情绪的能力;接近并产生感情、以促进思维的能力;理解情绪及情绪知识的能力;以及,调节情绪、以助情绪和智力发展的能力"。

现在,再回到粉丝与屌丝们提出的关于"微伤害"与"微治愈"的问题。我们先可以尝试利用 Salovey 和 Mayer 的理论分析一下微博的情况。

第一个维度,情绪觉知与情绪识别。这是关于一个认识自己和别人的问题。最近一条"微博可以判断变态倾向"的新闻在网上传得很热闹。据说美国研究人员认为,如果一个人的微博中频频出现"死"、"杀"、"埋葬"等字眼,那么这个人出现精神异常或者变态的几率比其他人高。在我看来,这个结论简直就是天经地义的,就像"金鱼离开水会不会死"的课题,根本用不着研究。所以,看到有人天天在微博上骂人,你干嘛还要去和他争论较劲?

第二个维度,情绪对思维的促进作用。情绪会影响对信息注意的方向。微博本身就是现实社会的一个不完全真实的投影,而你的情绪则会更加扭曲这个投影。当你在电脑前坐了一天,满眼的都是老人摔倒没人扶、城管打小贩、官员泡美女以及各种悲愤历史事件的时候,你应该想到,是自己在主动猎取这些东东,你的情绪出了问题。

第三个维度,对情绪的理解、感悟能力。这个需要点天生的感悟能力。首先,你一定要明确地认识到,现在的网络是处在原始时期,微博也很原始,原始人的表达总是受到限制的。继续明确一点,新浪微博不会把钱都用来开发那些无聊、但又变化细微的表情符号。而这个时代使用微博的人又都爱发嗲。所以,当一个人给你发了一个红心的符号,你需要仔细辨别,并不一定代表对方已经爱上你。

第四个维度,对情绪成熟的调节,以促进心智发展的能力。这是微博修炼的最高境界了。你对自己要负责,对自己的情绪更要负责。对那些一天到晚发布让你悲愤心疼信息的主儿,你挑一两个关注一下,体恤了解一下民情就可以了。千万别成百上千地加关注,不然你一上微博就是慢性自杀。遇上太高兴或太愤怒的事情,也要学会像现实中的你一样,保持矜持。别没事就发微博显摆。言多必失,小心被人肉,找气生。再就是学会观察别人的微博,分析人家的情绪,真遇上人家伤心难过的,就给点安慰什么的。投桃报李,人家也会安慰报答你。

分析到这里,估计你也不好意思再说微博怎么怎么惹你不高兴了,更不好意思发微博求治愈了。如果实在是情绪智力不够高,那建议你就关了电脑,别玩微博了,太伤人。

微语录

【血染的内裤】

虹桥机场过安检前担心:不会摸裤裆吧?上午大手术中,手术衣浸透,内裤染血,只能扔掉。这是个老问题,手术室是否应提供纸内裤啥的?外科界还有一种流派:开刀只穿手术衣裤、不穿内裤。对这种做法,我有心理障碍:当年实习,亲眼见教授开刀时手术裤松掉在地、自己又不能拎,哀求老护士帮忙,被夸屁股白。

【微波炉】

刚在便利店买了份《周末画报》。经常光顾这家便利店,买点早餐、速食什么的,都会要求加热一下。今天把画报放到收银台的时候,竟脱口而出:热一下……马上意识到太荒诞,正不知说啥好,却见忙晕了的店员拿起画报就转向微波炉,不过他随即又转过来,很困惑地对我说:微波炉放不下……

39　　医学微进步

郁闷微博:我妈生病了,我在微博上关注了几个医生,想让他们给些诊疗建议,可他们一个个都只建议我们去看门诊。

跟帖回复之一:医生在网上也这么傲慢啊。

跟帖回复之二:他们一定是觉得在网上没法了解你母亲的病情啊,医生都很谨慎的,门诊当场看了病人才放心。

那是上个世纪的事情了。在我还是一名外科实习医生的时候,每日忙于书写无数的病历文书。某天跟随教授查房,教授对我一同学潦草的字迹甚为不满,于是那份病历纷纷扬扬地从外科大楼中飞了出去。在那个可怜的人哭着下楼去捡病历的时候,教授拿起了我写的一份,他看了又看,而后转身对同组的一位阿拉伯留学生说:你的汉字好像有些进步。彼时的我,颤抖不已。

我曾幻想着自己成为教授的时候,也能上演一出天女散花的好戏。但是,目前看来已不具有可行性。在最近十年里,我们经历了机打病历、电子化病历,及不同版本的移动查房终端。如今,每个医生手中又有了一部可以查阅、书写病历的平板电脑。当然,实习医生们一如既往地不稳重,现在的他们最擅长"瞎眼型"复制粘贴,以至于男病人的病历中有出现月经史的可能性。

其实,比起医学数字化进程中遇到的其他困惑,实习生们的错误完全可以忽略不计。在这个数字化医疗的原始时代,将各类原本熟悉的各种人工医疗流程翻译为电子程序之后,便不时地冒出各种问题,甚至一度让我们感觉恐慌。此外,诸如病历保存、电子签名之类的法律空白也逐渐浮出水面。在焦头烂额地解决那些让医生与护士们争吵不断的新问题时,我们突然发现,在很多时候,高科技其实就意味着对各种既有关系的深入梳理和反思。医学的数字进程,已经不仅仅发生在医院中,并且同样伴随着无穷尽的困惑。

健康是永恒地排在 money 之后的永恒话题,各大微博网站不遗余力在微博中夹杂所谓健康元素。越来越多的医生开始登录微博(不过相对于微博上庞大的患者群体,数量还是太少,我们都是患者,不是吗?),不管你注意与否,这便是发生在社会化媒体中的医学数字化进程。

对于微博工具能否改善我们的健康,我持乐观态度。但具体的途径是怎样? 确实是个难题。在微博对个人心理健康的影响方面,我们确实有了一些初步的经验,但并不意味着我们装一个类似时光皮皮机之类的软件来帮着每小时自动骂人,就能每天神清气爽。显然,我们还没有简便灵活的操控方式,甚至还没有完善的理论。

目前,在微博的健康促进功能方面,依然少不了专业的医生来发挥作用。是让他们通过微博看病吗? 不,至少目前还不完全可行。现在的技术条件下,没有办法通过网络完整准确地传递患者的信息。医生们只是在微博上越来越多地扮演着"布道者"的角色,他们传递了大量的健康信息。但就是这样看似简单的健康信息传递过程,也并不完美。当下,微博上的所谓健康信息数不胜数,而且极其杂乱,甚至相互矛盾,最关键的问题是,它们经常附着于某类信仰。而我们最大的问题是:丧失了信仰。于是,我们变成一个个的海绵星人,不管健康的信息来自佛、耶稣、弗洛伊德、孔子、老子抑或星座,统统吸入,让他们在体内斗,混乱不堪。

造成这样现状的原因,除了周期性的社会思想困惑之外,也有社会化媒体自身的发展局限的问题。网络,终究会变成一个数字化的人类社会,不再虚拟。而现在的微博则是一个原始得不能再原始的人类社会的数字投影,我们有太多太多的初级问题没有解决:微博没有与个人身分一一对应的经济法律地位、不能全面地记述个人的变化、没有周到的隐私保护等等。

医学的进步,并不只是表现在诺贝尔奖上面,医院里多一间干净的卫生间、微博上多一条专业的健康保健信息,也都是进步。

尽管有着困惑,不过,毕竟也还是在进步。

微语录

【祥林嫂】

其实，原本我是很想建一个传播快乐的微博。但是这半年的各类事情，让我的微博几乎变成了"祥林嫂"。感谢那些非医疗行业的、依然还能坚持关注我的朋友。我真的不好意思：你们一刷我的微博，就是满屏的血泪。我也不想这样，只是医学界太悲催了。

【生动的教学】

当年教我们生殖系统解剖的是位女博士。她简直就把男性生殖系统那一节讲成了女子防身术。在反复强调睾丸分布有丰富神经末梢之后，她进一步阐述："用力踹一脚、捏一把都会产生剧痛……"同时，双手还比划了一个用力握攥的动作。我估计当时在场的男同学都感觉痛了一下。

40 网络微疫情

郁闷微博:微群里的成员都感冒了。

跟帖回复之一:啊?不是吧,感冒也能网络传播吗?

跟帖回复之二:上面的兄弟你太有想象力了吧。我们微群的人搞了一次线下聚会,所以才……

互联网能影响疾病的传播吗?

21世纪初,美国疾病控制与预防中心的专家就发现,互联网使某些人感染性病的机会大增。最近几十年,关于男男性行为(MSM)人群的众多研究让人们对这个问题有了更深入的了解。英国学者通过网站,在2007年完成了对2500多名MSM人群的问卷调查:年龄30岁以下通过互联网找到首个同性性伴者在1993年为2.6%,至2002年则升至61%;而在传统同性恋活动场所找到首个同性性伴者1993年为34.2%,至2002年降为16.9%。中国的情况也差不多,2007年的研究发现中国MSM人群中86.1%曾通过网络找过同性性伴。研究者认为,由于使用互联网寻找性伴侣的人有着更多的性活动和性伙伴,因此具有更大的感染和传播性病及艾滋病的风险。

从上述现象能得出什么样的结论呢？互联网造成了性病大爆发吗？

梅毒，这种最常见的性传播疾病，在15世纪的大部分时间里还不为人知，直到一场战争的爆发。1495年，法王查理八世率军进攻那不勒斯王国，这本应是一次成功的军事行动。但在进攻期间，由于意大利人将很多妓女赶出城，大批法方的士兵染上梅毒。最后连查理八世也不能幸免。由于非战斗损耗太严重，法王停止了征战，解散了军队。查理八世的队伍是个名副其实的杂牌军，不但有法国人，还有西班牙人、德国人、瑞士人、英国人，还有妇女组成的随军营。这些人带着梅毒回到了家乡，于是从那时起，梅毒有了一个名字"法国病"。当然，法国人不同意。

从伦理学角度，我们不能谴责任何非主观故意的传染病携带和传播者。那么，促使传染病传播的人类社会活动，是不是就应该受到诅咒呢？哥伦布的水手们把梅毒从新大陆带到了欧洲，在感染了倒霉的亨利八世之后，梅毒又经过丝绸之路，传到了中国，而后又在中日交流中传到了日本，一度被日本人民亲切地称为"中国病"。丝绸之路很罪恶吗？我们不能因为某种疾病的传播而否定人类文明的进程，互联网就是人类文明的重要进程。

所以，对于互联网与性传播疾病的关系方面，我们首先要做的便是抛弃谴责或者抱怨。或许，我们要先静下心细细地分析一下结果与原因之间的层层关系。

人类的性网络发生着颠覆性的改变。文化、地理、社会经济曾经是主导人类性网络发展的重要因素。在非洲进行的研究证实，商业城镇的艾滋病感染率远远高于农村地区。历史发展到今天，互联网技术成为人类性网络影响因素中的重要一员。互联网对于人类性行为的影响是深刻而全面的。人类性行为分为三类：自身性性行为、社会性性行为、异常性行为。互联网对自身性性行为的影响，这个没必要多解释，研究过苍井空老师作品的人都心知肚明。互联网对异常性行为的影响，这个也不多说，看看网上那些假冒的空姐原味内衣卖得多火。互联网对社会性性行为的影响，看看微博的基本功能设置，就一目了然：可以发布信息，招蜂引蝶；可以身分认证，增强信任感；可以搜索，快速寻找个人感兴趣的目标；可以私信，快速深入交流。

毫无疑问，利用互联网，我们能便捷地做好两件事：赚钱和找伴侣。单单因为疾病传播的问题，让人类停止通过互联网进行上述两件好事，根本不可能。

那么，怎么办？16世纪，梅毒在欧洲肆虐的时候，意大利人法卢拜用亚麻布套制成最早的避孕套，预防性病。他对一千多个使用这种避孕套的人进行了调查，结果非常满意。互联网已经逐渐成为我们感官的延伸，视觉、听觉的拓展已经实现。当未来的某个时刻，触觉、痛觉、温度觉、湿度觉等更多的感觉可以通过互联网传递时，我们便可以远程地享受那销魂一刻，而没有任何被传染的担忧。

而现在，原始的互联网只是帮你便捷的找到了伴侣，之后的活，还得靠你到现场亲历亲为。所以，在我们的 iPad 上安装一个安全套程序,完全阻止不了真实的病原体侵入你的体内。

微语录

【光棍节淘宝】

光棍节,单身男女们不急着抢姑娘抢汉子,反而都拥到淘宝上抢破烂。这表明大家都还比较现实。同时证明,一切非传统节日都是由资本家制造并维系的。

【相亲派对】

我觉得吧,相亲这种事情不适合搞成超大群体活动。从心理学角度来讲,有着急切心理诉求的人群集聚时,极易导致现场群体性心理恐慌,引发盲目抢购,而不管抢购的目标是蔬菜还是人。当你把东西抢回家,静下心来,几乎在享用之前,就已经开始后悔。

41   瘤生活

郁闷微博:我今天去医院拿亲戚的检查报告,是恶性的,怎么办,要不要告诉他?

　　跟帖回复之一:不要告诉吧。至少先瞒着一段时间,跟他家属商量商量。

　　跟帖回复之二:我在国外的时候,听说那里基本上都是要明确告诉患者的,有利于治疗啊。

　　式微,式微,胡不归?

　　这是《诗经·邶风·式微》里的问句。"天黑了,天黑了,为什么还不回家?"回答很无奈,为了君主,不得歇息。如今,君主不再,但天黑了,依然有很多人回不了家。

　　物以类聚。2011 年 7 月的下旬,一群习惯了披星戴月的白领们,围聚在刚刚因胃癌去世的年轻女职员"wendy0726"的微博,唏嘘感慨"珍惜健康"。不过,当他们散去,多数人依然会回到"胡不归"的生活中。该谴责他们吗? 不,这是一种现代《式微》的无奈。他们的心,已经很累了。

　　如今的我们越来越多地被笼罩在肿瘤的阴影里。统计数据会让很多人认为,这个时代的恶性肿瘤发病率在以令人震惊的速度增长——"不是在与恶性肿瘤抗争,就是在跑步通向恶性肿瘤的路上。"其实不然,与一百年前相比,人们罹患恶性肿瘤的概率可能没啥太大的变化。更为准确的表述应该是,突飞猛进的诊断技术让我们提高了肿瘤的检出率。

问题是,相对于诊断技术的大步向前,恶性肿瘤的治疗技术依然步履蹒跚。按说应该高兴,因为我们比前人好很多,至少知道自己的真正死因。但"真相"让很多人多出一些纠结,而这些纠结朝着两个方向发展。

一种纠结向后,是对肿瘤转归结果的恐惧。往往为了避免患者的恐惧,整个家庭从上到下编织着所谓"善意"的谎言。但这样的"保护",实际上剥夺了患者对生命的知情权。被同病房一大堆肿瘤患者包围着,智商再低的人也会对自己的疾病猜个七八分。更为严重的是,病情隐瞒不利于帮助患者调整心态配合治疗,一旦患者私下得知真相,反而常出现极端举动。

一种纠结向前,是对肿瘤发生原因的追悔。这种纠结很现代化,并且具有社会传染性。生活压力、工作忙碌、空气污染,我们周围的几乎一切都被证实与肿瘤发生有关。各种危言耸听的"防癌健康指导"铺天盖地。各种自相矛盾的"治未病"理论应运而生。可怜的白领们加着班,心事重重,幻想着癌肿在体内增生。一地鸡毛。

我们处在一个很有意思的时代,科技的有限进步反而让我们倍感焦躁、无助。把困扰留给医生和科学家们吧!大众要做的,仅是心理上的平和对待。

真相，可以带来更深入的理解，摆正生命的轨道。所以，快速的节奏中，少一些恐吓式的健康宣传，多一些人性化的安慰与指导，能避免多重信号的紊乱。对，就像个理想中谦逊的"高速铁路"。

总有困难，但，甩掉负担，坦率勇敢，这才是我们健康的"瘤生活"。

微语录

【病人之间的恋情】

病人与病人的恋情更纯洁更深刻更有生命力吗？两周前门诊，瞅见两个术后的男女病人在候诊时聊得很起劲。昨天他们俩有说有笑地一起来门诊随访，是不是我想歪了？回忆起很多年前在急诊，给两个骑车撞在一起的男女大学生做伤口清创，结果拆线的时候，两个人是手拉手来医院的。哎，感觉我自己很八卦。

【路盲】

表弟5岁时，和外婆邻居家3岁的小女孩很要好。小女孩口齿不清，整个宿舍院也只有表弟听得懂她讲什么，俩人形影不离。有一天，趁大人不注意，表弟用童车推着小女孩出去逛大街。当大家火急火燎地找到两个小孩时，他们正在一个路口因为回家的方向问题激烈地哭着争吵。路盲行为，是情侣们吵架的重要原因。

42   社会化媒体中的"猎悲"

郁闷微博:姐姐我怎么觉得一上微博就心情暴差啊!

跟帖回复之一:我也一样哎,不过心情越差还越是离不开微博。

跟帖回复之二:观察你们好久了,一直纳闷为什么你们俩总是同时不开心。后来,哥哥我有个重大发现:原来你们俩微博关注的是同一些人。

初中有个女同学,酷爱琼瑶小说,边看边哭,眼睛每天都肿得跟桃似的。老师怕影响学习,不让看。她保证了无数次,可是眼睛却骗不了人。我当时估摸着那女生长大了肯定精神出问题。没想到人家正常大学毕业,嫁人生子,小日子好得很。后来研习了朱光潜的《悲剧心理学》,我才算是想得通。

"我们为什么喜欢悲剧?"朱老如此解答:在悲剧的艺术化手段所营造的、与现实有所差别的、安全的"心理距离"的基础之上,我们可以通过理智的情感宣泄,最终寻获"悲剧快感"。说得直白一点就是:欣赏文艺"悲剧"时,我们知道它是假的,但非常愿意在特定的虚拟氛围之内为它很爽地哭一场,最重要的是,哭的同时我们获得了"快感",且不留后遗症。

而今到了信息化时代，人们依然热爱着悲剧，可以 3D 着悲、可以穿越着悲。不过很多人似乎还是觉着"悲"得不够，新型的社会化媒体成了他们最好的猎"悲"工具。翻看他们的微博关注，几乎是清一色"苦大仇深"的主。每次一刷微博，满屏的血泪好似要滴下来一般。

然而，这样的微博悲剧可不是朱光潜所探讨的文艺悲剧，它们是真真切切的生活悲剧。这些碎片化的生活悲剧在微博中以前所未有的信息密度包围着人们，微博非但没有对这些悲剧事件进行艺术加工，反而变本加厉地进行渲染与炒作。睡前最后一刷，当血淋淋的图片出现在手机屏幕上，你与悲剧已无任何的"心理距离"，"悲剧快感"被"悲剧噩梦"所替代。即便这样，还是有人乐此不疲。为啥人们这么爱看真实的负面信息？

进化论认为，人类普遍存在对与威胁相关的信息的优先注意。就是说，人们与生俱来具有关注负面信息的倾向。这种结论已经被复杂的心理学实验所证明。这两年，心理学者们还证实了负面的社会情绪更容易在人际间传播。

说到这里，你大概会想，既然是人类本性，多看看负面信息也无妨。但是，你错了。

抑郁症是目前世界上的第四大疾病，世界卫生组织曾预测，到 2020 年抑郁将成为全世界导致死亡和残疾的第二大致病因素。不过抑郁的发病机制尚不明确，美国心理学家 Beck 提出的抑郁认知理论最为著名。他认为当抑郁者接触外界信息时，往往会有"负性认知加工偏向"，这导致抑郁者总是接受消极信息，并用这些信息构筑自身的知识经验,如此恶性循环,就产生抑郁。大量研究表明,抑郁症患者确实存在对负性刺激的注意偏向。之后的理论则进一步认为,负性的生活事件可以激活人体的某种抑郁情绪结构,让人朝着抑郁症的方向发展。

近十年来,在其他精神障碍的研究领域,比如焦虑症、强迫症方面,也有着相似的研究结果。因此,目前的科学成果可以让我们得出如下结论:具有精神心理障碍的人,往往过度关注负面信息;另一方面,过度关注负面信息,也极易导致精神心理障碍。

爱看微博悲剧的你,现在觉得害怕了吗? 知道害怕就好。让我们想想该怎么办呢?

若是抛开一切上层建筑领域的冲突不谈,单纯从维护健康的角度出发,我建议你对自己的微博关注进行一次评价。如果关注的全是"负面信息源",对不起,我建议你直接去看看心理门诊先。如果有一半的关注是负面信息,我建议你酌情删除一些频繁发"悲剧帖"的苦主,添加些"冷笑话"、"成人都爱看"之类的搞笑信息发布平台,改善一下由于你自己"信息偏食"造成的心理负担。

这真的是很单纯的善意:就是希望你能像那个爱看琼瑶的初中女同学一样,理智地面对微博信息,走得进,出得来,幸福一生不跳楼。与政治无关,你懂的。

微语录

【微稿酬】

出差回来,发现办公桌上有张来自石家庄的汇款单。90元,2012年微博被杂志引用的稿酬。有些出乎意料,呵呵,还是挺开心的。也很感慨,微博带来了太多的改变。

【行行出苦逼】

我觉得,每次卫生行政部门组织召开全市医院医患纠纷讨论会,会后他们一定都后悔。因为这就是彻头彻尾的全市苦逼大聚会,每个都是祥林嫂,倒出来的苦水能灌满黄浦江。

43　与睡眠争时间——等待海啸降临的围海造田

郁闷微博：累死了，这段时间每天加班做报表，凌晨两三点才睡啊，白天困得不行呢。最近心情也不好，见谁都想骂，闺密说我到更年期了。

跟帖回复之一：最近微博控得厉害了，关注了十几个搞笑微博，每天笑到凌晨，哈哈哈，偶年轻，晚睡早起一点感觉也没有。

跟帖回复之三：俺睡得也少，上网总有看不完的东西，网络时代嘛，就是要少睡一点，人类能进化到不要睡觉就好了！

查了查文献，好像历史上没有什么时期的人类比我们更"幸运"了。相隔仅数年，两次目睹超大海啸造成的劫难。

印度洋海啸以后，很多学者都认为，那场海啸造成巨大人员伤亡的原因之一，就是人类的围海造田。再看这次日本海啸，重灾区也几乎都与围海造田脱不了干系。从大海那里抢来的地，总是要还的。山是山，海是海，沧海桑田，海岸线是亿万年来陆地与海洋反复争斗形成的三八线。人类正儿八经地围海造田、硬给地球做快餐式整形顶多也就七八百年的历史。别总以为海啸是小概率事件，在星球的成长史中，七八百年没遇上超大海啸大概才真正算是个小概率事件。人类悲情的时期，星际间似乎飘荡着嘲讽之声：你们人类才吃了几年的盐啊？好么，这两把海啸真是让地球人吃足了咸!

经历过大灾难,最容易引发对生命本身的思考。"3·11"海啸之后的第十天,恰是"3·21"世界睡眠日。那几日看看微博,几乎所有人都在抱怨自己睡得太少。猛然感觉,现代人与睡眠争夺时间,不就正如我们围海造田的"伟大壮举"吗?

每天该睡多少时间,这是女娲造人时就有定数的,并不因为你现在用微博相亲啥的,就可以比你祖先少睡觉。我不知道这个星球上还有多少动物比人类的睡眠时间更短,但似乎作为可以直立行走的动物,我们总觉得自己已非肉身,如机器般的可以无穷动下去。人们不睡觉的理由越来越多:写不完的文章、做不完的功课、唱不完的K歌、看不完的微博。

不睡觉会怎样?会早死。英国的一项研究显示,如果平时睡眠不足,那么人们因罹患心血管疾病而辞世的概率将比正常人高出一倍多。另有研究认为:睡眠不足造成的衰老速度是正常人的数倍,危害已经大大超过吸烟。

那么,不睡觉,在我们早死之前会怎样?记忆力衰退、精力不集中、高血压、糖尿病、性功能减退神马的,以及各种累。要说得再形象点?肿眼泡、脸色发绿、体型奇差,你估计会是谁?好,恭喜你答对了,就是一性功能衰退的怪物史瑞克。

隐约记得,中学时写励志作文,还引用某个哲人的话:如果一天少睡两小时,你就多活了十年。现在想想这话太扯了。没啥说的,现在就开始,每天保证7至9个小时的睡眠时间。记住,谁减少你的睡眠时间,谁就是图财害命。你自己不想睡?那你丫是自杀！万能的微博说得好:腾不出时间来睡觉的人,迟早会腾出时间来生病。

微语录

【鹅毛大雪】

我觉得吧,当江南女子们大呼小叫地把这场落地即化的雪称为"鹅毛大雪"时,俺们得表现出足够的宽容:或许,她们既没见过雪,也没见过鹅。

【儿童交流】

下午给个7岁的小男孩做门诊手术,手术挺顺利。俺给小孩做门诊手术时,都会和他们聊天,转移注意力。与小男孩聊聊交女朋友的问题,与小女孩聊聊男生有多讨厌的问题。小朋友们对上述话题的兴趣超出你的想象,且对医生很信任,啥都告诉俺。今天这小男生暗恋班长,在考虑2月14日送啥礼物,俺建议送巧克力。

44 微宽恕

郁闷微博：做生意被朋友骗了几十万，可那人现在自己生了重病死了，他家也没钱还。我这个恨啊，已经失眠几个礼拜了。

跟帖回复之一：这事儿确实没辙。

跟帖回复之二：你只能自己想开点，不然身体坏了损失更大。

"用嘴说出的话随风而散，用笔写出的话永不磨灭。"那么，用微博记录下的愤怒和仇恨呢？

以前，人们并不总是以书面形式记录自己的不满。想想看，我们给自己拍张照片，也大多是展示愉快的一面，没什么人会专门记录自己生气的表情。当进入微博时代，情形改变了，微博里的人们喜抱怨、好攻击，不放弃对任何负面事件的直播。几乎毋庸置疑，仅是在两年间，我们在微博里刻下的负面心境、恶毒言语，绝对超过人类用传统方式文字记录下的抑郁、焦虑与愤怒的总和。如此的承载量，使我们的微博变成了名副其实的悲惨世界。相映成趣的是，2012 年末电影《悲惨世界》用全面占领人们感官的方式冲击而来。音乐剧的经典旋律飘进电影里，我们感动着、悲伤着欣赏这部电影时,可能就会情不自禁地把现实世界往这悲惨世界中去套。《悲惨世界》中的人物让我们似曾相识、却又飘忽不定,每一个角色都集中了好些人,我们每一个人又好像扮演着其中的好几个角色。不断抗争的冉阿让、自私卑鄙的酒馆老板德纳第,悲苦去世的芳婷,在这两年中各种微博故事里,都可以找到他们的现实化身。因此,我们似乎很有必要去酣畅淋漓的表达愤怒。

最近微博传播着一种说法:宣泄比压抑更为健康。确实,有很多学术研究证实过这样的观点。但很多人没注意到,这一观点是有先决条件的,那就是适度表达。如果你习惯于整天愤怒地宣泄,那几乎百分之百会折寿。目前,对于如何处理愤怒和仇恨,大部分的心理学者都倾向认为,宣泄、报复都只能起到短期舒缓的作用,而对长远的心理健康往往不利。

那么从心理健康角度,我们该如何处置愤怒和仇恨?

让我们再来看看那不朽的《悲惨世界》吧,雨果用还算是大结局的故事告诉我们,让这世界不至于在愤怒和仇恨中崩塌坠落的,是宽恕二字。

心理学上宽恕的定义,是个体克服了对冒犯者消极的情感和判断,以同情、仁慈和关爱对待冒犯者。宽恕,起初虽是宗教领域的概念,但由于其在维护个体内心平和与社会安定方面的积极作用,近半个世纪以来,逐渐受到心理学家们的青睐。

撇开维护社会和谐的大作用不谈,宽恕对个体健康非常重要。目前已有的大部分心理研究表明:宽恕是一种自我保护机制,它可以使个体平缓愤怒、减轻痛苦、摆脱恐惧,还可以使个体增加希望、提高自尊,保持平和的心境;宽恕有助于建立和维护与他人的良好人际关系,改善和恢复已经破裂的人际关系;宽恕有助于个体做出亲社会行为,减少攻击行为。

而如果不宽恕,那就只剩愤怒了。多如牛毛的研究证实,愤怒情绪在暴力行为的产生中扮演着一个非常重要的角色,它是暴力行为的一个重要预测指标,是暴力的风险因素之一,也是引起其他心理问题(如抑郁、焦虑等)的重要因素。

三十年前,Enright等人提出宽恕发展阶段模型和风格模型,认为个体宽恕水平随着年龄的增长有所提高。他们把宽恕心理发展分为六个阶段。9岁以下为报复性宽恕阶段:这一阶段要使冒犯者承受了与其个体认知为同等甚至更强的惩罚和伤害后才能原谅对方。9至10岁进入补偿性宽恕阶段:获得补偿后,即给予宽恕。12至13岁左右进入期待性宽恕阶段:只有对方请求宽恕的时候才给予宽恕。15至16岁左右进入合法的宽恕阶段:宽恕是出于宗教或道德规范的要求。18岁后为社会和谐性宽恕阶段:目的是减少社会冲突,维护社会和谐氛围。最后,少数成年人能够进入爱的宽恕阶段:宽恕是爱,无条件地给予宽恕。

如此说来,似乎我们只需坐等宽恕随着年龄进阶就行。

其实不然,宽恕能力的形成并非水到渠成,受到多种因素制约。个人因素有很大影响,学者们老早就发现,如果你是那种容易不自主地回忆受伤害事件的人,或者,你的人格中与人亲近的能力偏弱,那么你不太容易宽恕别人。社会因素也很重要。许多研究表明宽恕与宗教意识有关,宗教意识强的个体容易宽恕他人。看看我们的微博就明白,目前我们的社会宽恕程度也仅仅相当于一个 9 岁以下的儿童。

事情好像有些麻烦了。我们很难矫正自己的人格,我们绝大多数人也不会在周末去祷告。我们的微博时代注定是个不宽容的时代吗?

我想说,我们需要动用自己的意志力了,尽量学会去宽恕。实在不行,还可以求助于心理医生。这十几年来,宽恕的心理干预发展很快,好几种干预模式逐渐成熟。心理学者们也在努力着,指导着人们正确地去对待失恋、失业以及各种无法左右的伤害,指导人们为了自己而学会宽恕,起码不会冲进校园去砍小孩、冲进医院去砍医生。

对的,克制自己,别老用微博咒骂,别老拿微博当枪使、指着人家脑袋。习惯于把微抱怨用微祈祷来表达。

用宽恕去磨灭仇恨,为了自己的健康。

【节日之神】

丘比特问财神爷:"今年迎财神的初五恰逢情人节,您有何感想? 是不是有点惊喜?"财神爷大笑:"有啥好惊喜的? 他们把情人节引进中国还不是因为崇拜我?"如今国人引入、创造大小节日,还是为了钱。你以为大家圣诞狂欢,就信耶稣了么? 现在中国节日来源多着呢。

【石头带来的满足】

老早以前在病理科轮转时,每日取材,最喜欢剖开胆囊捡石头,那时操作台旁边还有个专门放结石的罐子。但捡不到太大的,因为很多普外科在手术台上切下胆囊后,会取出石头给患者家属,很能"治愈"一家人的担忧。同时,看到石头的家属们惊奇的表情,也会给医师带来心理满足。

【义务】

一部分无陪护患者的家属假装不知情,或者干脆躲起来不露面。一旦患者死亡,会有大批亲属跳出来索赔。此外,有关部门常把无陪护患者往医院一丢了之,不愿承担应尽的义务。以前在急诊经常处理无陪护外伤患者,我会拖住那些把人送来就想溜之大吉的警察,我说:我负责救人,你负责找人。

45   微孤独:网络情绪经济学

> 郁闷微博:这两天上微博,看到那么多朋友在线,为什么我还是觉得孤独?
>
> 跟帖回复之一:孤独的时候就在网上和我聊天呗。
>
> 跟帖回复之二:网上交流替代不了现实中的交流,有空还是出来聚一下吧。

如果写一本《孤独的历史》,我想,孤独的起源一定要从原始人写起。想想看,当你经常独处原始雨林或者寒冷的山洞,陪伴你的只有野兽的嚎叫,能不孤独吗?

其实,我们真正对孤独感进行研究,只有三十年的历史。1973年,学者 Weiss 发表了《孤独:一种情绪和社会性孤立体验》,开启了心理学家们研究孤独感的先河。而三十年中,相关研究争论不断,甚至对于孤独感的概念都无法统一。

虽然不能从学术上进行精准定义,也并不妨碍大部分人类想方设法地缓解自己的孤独感。这几乎是一种本能。寻求同伴、喝酒聊天、信仰宗教、赋诗写信、青楼寻欢等等,自古以来人类应对孤独感的方式可谓五花八门。

时至今日,面对孤独的时候,地球人的应对策略似乎变得更为统一:上网。不过事情远非看上去那么简单。

最近的十年中,心理学家们围绕网络成瘾和孤独感之间的关系做了大量的研究。很多学者认为,孤独感导致人们使用网络的频率增加,孤独的个体在网上社交行为更多,更喜欢结交网友和使用网络来调节负性情绪,所以网络成瘾是孤独感造成的。但也有相当一部分学者有另外的观点:一些研究显示,过度使用网络会造成用户社会活动下降,与家人交流减少及社交圈子缩小,增加了个体的孤独感,所以对网络依赖性强的人,比非网络成瘾者更容易形成孤独感。

究竟是网络成瘾形成在先,还是孤独感形成在先? 这是一个鸡与蛋的困惑。

很多情况下,当争论出现时,继续争论,必然产生愤青;而折中却往往能带来商机。在这一争论上,折中的观点就是,我们既同意我们因为孤独而上网,也承认不成熟的网络活动形式能够导致我们产生孤独感。

这样的折中理解起来并不难,关键的问题是,商机在哪里? 我觉得,还是有必要再谈谈孤独感的概念问题。虽然现在对孤独感的概念没有统一定义,但大部分学者都同意从行为主义、人类需要、认知加工等三个方面来理解孤独感的概念。

从行为主义来理解,社交关系可以被视为一种特殊的社会强化,当这种社会强化缺乏或者不充分时,孤独感就产生了。两年前,有学者对使用 QQ 和使用人人网的大学生进行了一项对照研究,结果发现上人人网的大学生其状态孤独感下降的幅度要显著大于上 QQ 聊天的大学生,研究者觉得这显然是因为:传统的即时聊天工具 QQ 在强化大学生的社会关系方面,比不上人人网这样的社交网站。

从人类需求来理解,孤独感与人们的各种社会交往或交流的需求未得到满足有关,孤独感不是独自一人引起的,而是因为缺乏某种明确的、需要的人际关系的结果,或者是对缺乏提供具体关系的反映。可以用微博和微信作为例子。微博看上去很不错,如果你有上万个粉丝,那么你就经常会被转发或者评论,但在热闹背后,你可能依然会感觉孤独,因为那些粉丝和你没有明确的关系。而微信就不同了,你与他人的关系更为密切。

从认知加工的理解,个体所希望的社会交往模式与现实社会的交往模式存在差距时,就会产生孤独。回想 2012 年光棍节,数以千万计的单身男女如何面对一年中最易孤独的时刻? 他们没有去微博上缠绵,而是义无反顾地涌入天猫。看来,奔放的网购比虚无缥缈的微恋爱更能缓解单身男女的孤独感。不过,真正的特价不可能天天都有,怎样长期吸引单身男女呢? 把微恋爱与网购撮合在一起是个不错的主意。

说到这里,关于孤独感概念的理解,已经让我们明白为啥腾讯要发展微信、为啥微信能威胁微博、为啥阿里巴巴与新浪微博黏黏糊糊。孤独感带来的商机已非常明确:我们承认因为孤独而上网,这是网络大鳄口中念道的“用户与流量”的根本;而我们也承认不成熟的网络活动能够导致产生孤独感,消除“次生孤独感”是网络商业不断成熟的动力。

所以,很可能有一天,在互联网高端论坛上,你不谈心理和情绪,都不好意思上台发言;再土鳖的网络公司CEO,张口也得扯一句:哥研究的是寂寞。

【大学夜生活】

十点半了,网上生活刚刚开始。怀念大学时代,没网络,挺健康。晚上十点半,是上医男女生活的分水岭。男生去"校内街",女生去通宵教室。十一点宿舍锁门,宿舍门总少掉块玻璃,供学生爬进爬出。我吃好夜宵,路过女生宿舍楼时,常看到不注意身材的女生卡在狭小的玻璃框上。我会帮忙推一把,救美的感觉很好。

【儿科医院】

我院相邻的儿科医院的门口有玩具地摊。这个地摊对儿科医院的和谐诊疗环境有重要作用:一个唱着江南 style 的塑料喜羊羊,对儿童的安抚效果远胜过护士半天的哄逗。昨天有同事问:怎样锻炼应对纠纷的能力?我建议去儿科注射室观摩,那里的小病人没一个讲理。儿科同仁应对儿童的耐心与技巧,值得学习。

【怎样分类疾病?】

医学生们是最老老实实按照解剖和生理系统以及病因去分类疾病的;被纠纷搞得焦头烂额的医生会以麻烦程度去分类疾病;政治家们和医保局会以诊疗花费去分类疾病;看多了美剧的我则梦想着有一天能以对患者情绪和感受影响的不同去分类疾病。

46　　生命的仪式

十多年前,我刚做住院医师时,在病房值班。一位艺术专业的老教授病入膏肓,到了生命的终点。凌晨时分,我穿着拖鞋从值班室跑出来,常规的抢救复苏之后,送走了他。他的家属在一旁默默地看着。后来,他女儿对我们的关照救治表示感谢,最后还说了句:要是抢救医生能穿得整齐一些就更好了,她父亲是个体面而讲究的人。

日本影片《入殓师》让我又回忆起自己的住院医师"青涩"时代,我很喜欢这部影片。

《入殓师》荣获了奥斯卡最佳外语片大奖之后,影评不计其数地冒了出来,从各个层面和角度对男主角进行了分析。仁者见仁,每个人都有着自己的视角。而我,作为一名外科医生,感觉这部影片一幕幕的仪式场景，像一双温柔的手，舒缓地抚着我，看似轻柔之间帮我又深刻地梳理了一下职业心态。

如果真的要分析医生和入殓师这两种职业之间有何相同之处，我想大概就是两点：经常面对死亡，以及没法彻底阻止死亡。死亡是对生命最犀利的表达方式。对无神论者来说，死亡之所以重要，因为它对活着的人意义重大。换句话说，关于死亡的任何仪式，都有着极大的现实意义。

记得医院里曾经发生过一次纠纷。一位手术患者死亡以后，值班医生把他身上的引流管拔除。之后很长时间，引流管口还一直有大量的积液渗出，引起家属不满。后来上级医师对引流口进行了缝合，家属的情绪才缓和。

我们这个时代，医学依然不发达，真正能治愈的疾病并不算多。站在医学发展史的高度，才可以真正理解和领会那句特鲁多医生的名言——"有时，去治愈；常常，去帮助；总是，去安慰。"面对疾病时、面对死亡时，我们很可能束手无策。但是，这并不意味着我们可以无所事事，我们依然可以做很多事情：去帮助，去安慰——这甚至是在我们医疗工作中应该占据重要比例的一部分。而且，很多时候，我们就是要通过一场场仪式感的工作操作，去体现人文关怀。其实，这也是职业精神的体现。

影片《入殓师》还有很值得欣赏的地方就是，告诉我们在面对职业本身的困惑、压力以及诱惑时，该如何把握自身的心态。一旦你的职业涉及生与死，这种心态的调整更显重要。还是十多年前刚做外科住院医生的时候，有段时间在急诊科轮转，很渴望能接诊一些体表外伤的患者，去清创室"练练手"。于是坐在诊室里默默祈祷：多来几个外伤病人吧。但随即一想，这样的祈祷有严重的伦理问题：医生怎么能盼着别人受伤呢？后来，我找到了一种让自己心安理得的祈祷方式：在上海受伤的病人最好都能来我们医院吧。

说实话，那一次"心理祈祷"的转变让我成熟了很多，自己的职业生涯中多了一些明确的标准与界限。

如今，我这个无神论者，还是很善于通过一些仪式感很强的工作操作，调整自己的心态。每次手术前的消毒铺巾，我会告诉学生：既要把这个环节看成是预防医院感染的重要步骤，也要把它看成是调整术者心态的仪式。当在四个方向上郑重地铺上手术巾时，就要抛弃杂念、坚定自己的手术信心。因为，手术单之下，是一个鲜活的生命。

微语录

【尽人事,待天命】

首尔峨山医院院史馆中,郑周永的手迹:"尽人事,待天命。"可以说,这是现代医学的核心价值。目前条件下,医学对生命与健康的了解和掌控极其有限,剩余的事情由上帝、真主或释迦牟尼控制。即便是对于那些我们能治愈的少数疾病,我们依然需要努力,医和患各尽各的本份,方可取得好的转归。医学不是神。

【名剧名医】

凌晨睡不着,看《实习医生格蕾》。感觉每一集里的患者都演得很完美。国产医学剧就不行,他们可以请大牌来演医生,但是患者都演得极其蹩脚。然后,我想发挥一下自己的引申特长,就是说:很多名医,一辈子也没医疗纠纷,不但是他们水平高,而且,他们选择的病人也不错。

【长假宅城理论】

长假中,谁会宅在城里?影响因素很多:性格爱好、工作性质、身体状况、经济因素等等。其实,简而言之,有三种人会在长假中待在城里不出去:胖子;医生;以及,胖子医生。

图书在版编目(CIP)数据

外科医生的微治愈/扁鹊著. —上海:上海三联书店,2013.11
ISBN 978 - 7 - 5426 - 4230 - 1

Ⅰ.①外…　Ⅱ.①扁…　Ⅲ.①保健－基本知识　Ⅳ.①R161

中国版本图书馆 CIP 数据核字(2013)第 119901 号

外科医生的微治愈

著　　者 / 扁　鹅

责任编辑 / 王笑红
特约编辑 / 张向玲
装帧设计 / 豫　苏
监　　制 / 李　敏
责任校对 / 张大伟

出版发行 / 上海三联书店
　　　　　(201199)中国上海市都市路 4855 号 2 座 10 楼
网　　址 / www.sjpc1932.com
邮购电话 / 24175971
印　　刷 / 上海图宇印刷有限公司

版　　次 / 2013 年 11 月第 1 版
印　　次 / 2013 年 11 月第 1 次印刷
开　　本 / 850×1168　1/32
字　　数 / 160 千字
印　　张 / 5.875
书　　号 / ISBN 978 - 7 - 5426 - 4230 - 1/I・719
定　　价 / 29.00 元

敬启读者,如发现本书质量问题请与印刷厂联系,电话:021 - 55383115